中医古籍名家

总主编◎吴少祯

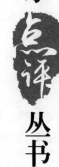

点评 丛书

宋·寇宗奭◎撰

梁茂新 范 颖◎点评

本草衍义

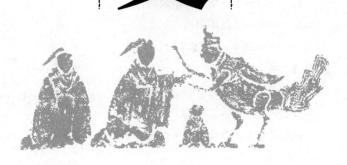

中国医药科技出版社

图书在版编目（CIP）数据

本草衍义/（宋）寇宗奭撰；梁茂新，范颖点评.—北京：中国医药科技出版社，2018.1

（中医古籍名家点评丛书）

ISBN 978 - 7 - 5067 - 9844 - 0

Ⅰ.①本…　Ⅱ.①寇…②梁…③范…　Ⅲ.①本草 - 中国 - 宋代　Ⅳ.①R281.3

中国版本图书馆 CIP 数据核字（2017）第 311273 号

美术编辑　陈君杞

版式设计　麦和文化

出版　中国医药科技出版社

地址　北京市海淀区文慧园北路甲 22 号

邮编　100082

电话　发行：010 - 62227427　邮购：010 - 62236938

网址　www. cmstp. com

规格　710×1000mm $^1/_{16}$

印张　17 $^1/_2$

字数　202 千字

版次　2018 年 1 月第 1 版

印次　2018 年 1 月第 1 次印刷

印刷　三河市百盛印装有限公司

经销　全国各地新华书店

书号　ISBN 978 - 7 - 5067 - 9844 - 0

定价　46. 00 元

《中医古籍名家点评丛书》
编委会

出版者的话

中医药是中国优秀传统文化的重要组成部分之一。中医药古籍中蕴藏着历代名家的思维智慧与实践经验。温故而知新，熟读精研中医古籍是当代中医继承、创新的基石。新中国成立以来，中医界对古籍整理工作十分重视，因此在经典、重点中医古籍的校勘注释，常用、实用中医古籍的遴选、整理等方面，成果斐然。这些工作对帮助读者精选版本，校准文字，读懂原文方面发挥了良好的作用。

习总书记指示，要"切实把中医药这一祖先留给我们的宝贵财富继承好、发展好、利用好"，从而对弘扬中医药学、更进一步继承利用好中医药古籍提出了更高的要求。为此我们策划组织了《中医古籍名家点评丛书》，试图在前人整理工作的基础上，通过名家点评的方式，更进一步凸显中医古代要籍的学术精华，为现代中医药的发展提供借鉴。

本丛书遴选历代名医名著百余种，分批出版。所收医药书多为传世、实用，且在校勘整理方面已比较成熟的中医古籍。其中包括常用经典著作、历代各科名著，以及古今临证、案头常备的中医读物。本丛书致力于将现有相关的最新研究成果集于一体，使之具备版本精良、校勘细致、内容实用、点评精深的特点。

参与点评的学者，多为对所点评古籍研究有素的专家。他们学验俱丰，或精于临床，或文献功底深厚，均熟谙该古籍所涉学术领域的整体状况，又对其书内容精要揣摩日久，多有心得。本丛书的"点评"，并非单一的内容提要、词语注释、串讲阐发，而是抓住书中的主旨精论、蕴含深义、疑惑谬误之处，予以点拨评议，或考证比堪，溯源寻流。由于点评学者各有专擅，因此点评的形式风格也或有不同。但其共同之点是有益于读者掌握、鉴识所论医籍或名家的学术精华，领会临床运用关键点，解疑破惑，举一反三，启迪后人，不断创新。

　　我们对中医药古籍点评工作还在不断探索之中，本丛书可能会有诸多不足之处，亟盼中医各科专家及广大读者给予批评指正。

中国医药科技出版社

2017年8月

余序

作为毕生研读整理、编纂古今中医临床文献的一员，前不久，我有幸看到张同君编审和全国诸多相关教授专家们合作编撰《中医古籍名家点评丛书》的部分样稿。感到他们在总体设计、精选医籍、订正校注，特别是名家点评等方面卓有建树，并能将这些名著和近现代相关研究成果予以提示说明，使古籍的整理探索深研，呈现了崭新的面貌。我认为特别能让读者在系统、全面传承中，有利于加强对丛书所选名著学验主旨的认识。

在我国优秀、靓丽的文化中，岐黄医学的软实力十分强劲。特别是名著中的学术经验，是体现"医道"最关键的文字表述。

《礼记·中庸》说："道也者，不可须臾离也。"清代徽州名儒程瑶田说："文存则道存，道存则教存。"这部丛书在很大程度上，使医道和医教获得较为集中的"文存"。丛书的多位编集者在精选名著的基础上，着重"点评"，让读者认识到中医药学是我国优秀传统文化中的瑰宝，有利于读者在系统、全面的传承中，予以创新、发展。

清代名医程芝田在《医约》中曾说："百艺之中，惟医最难。"特别是在一万多种古籍中选取精品，有一定难度。但清代造诣精深的名医尤在泾在《医学读书记》中告诫读者说："盖未有不师古而有济于今者，亦未有言之无文而能行之远者。"这套丛书的"师古济今"十分昭著。中国医药科技出版社重视此编的刊行，使读者如获宝璐，今将上述感言以为序。

中国中医科学院

余瀛鳌

2017年8月

目录 | Contents

本草衍义卷之五 · · · · · · · · · · · · 28

本草衍义卷之六 · · · · · · · · · · · · 41

本草衍义卷之七 ············· 54

本草衍义卷之八 ············· 66

本草衍义卷之十九 ························· 215

全书点评 | ◉

　　《本草衍义》为北宋政和年间医官通直郎收买药材所辨验药材寇宗奭所撰，刊行于政和六年（1116）。作为掌禹锡领衔编撰的《嘉祐本草》（成书于1057—1060）的纠谬、补遗之作，书中多有建树。在本草学发展史上，发挥了承上启下的重要作用。

一、成书背景

　　寇宗奭，北宋政和年间人，生卒居里不详。由《衍义》札付和所述，可知寇氏曾为官永州、澧州、杭州、耀州、霸州、雄州和顺安军等地。属当今湖南、浙江、陕西和河北诸省。从其任"通直郎添差充收买药材所辨验药材"一职可知，寇氏是当时经验丰富的医药学家。其前，"国家编撰《圣惠》，校正《素问》，重定《本草》，别为《图经》。至于张仲景《伤寒论》及《千金》《金匮》《外台》之类，粲然列于书府"。这些书籍，寇氏当可得见。在广泛浏览、精心研读之际，对《本草》尤为重视。发现《嘉祐本草》《本草图经》等多有舛误乖违。宗奭常谓："疾病所可凭者医，医可据者方也，方可恃者药也。"今《本草》有误，事情重大。是以搜求访缉者，十有余年，采拾众善，"考诸家之说，参之实事，有未尽厥理者，衍之以臻其理。隐避不断者，伸之以见其情。文简误脱者，证之以明其义。讳避而易名者，原之以存其名。使是非归一，治疗有源，检用之际，晓然无惑。"（均引自《衍义》总叙）终成此垂世之作。是书侧重药物正名、勘误，辨识药物真伪、陈新、良毒；推出大量组成简约、比较实用的经验方，对于业内具有重要启示和指导意义。因而成为后世从事中医临床开卷有益的本草著作。

二、主要学术成就

全书选药 467 种（不包括附录药物）。其中，矿物药 68 种，植物药 204 种，动物药 107 种（包括人的代谢产物等），果菜米谷 88 种。凡 20 卷，序例 3 卷，药论 17 卷。收载药物大体延续了《经史证类备急本草》（简称《证类本草》或《证类》）金石、水土、草、木、人、禽兽、鳞介、鱼虫、果菜、米谷的分类方式，药物的类属基本保留了此书的原样，仅有密蒙花、虎杖、五倍子、金樱子等少数药物的类属有所调整。

本书的特点：①病审八要；②增益十剂；③完善"合药分剂料理法则"；④详述药物鉴别方法；⑤提供验案验方。

1. 病审八要

本书序例上运用阴阳五行学说阐述安乐、养生之道时，提出治病审"八要"的观点。认为"八要不审，病不能去。非病不去，无可去之术"。所谓八要，即虚（五虚）、实（五实）、冷（脏腑受其积冷）、热（脏腑受其积热）、邪（非脏腑正病）、正（非外邪所中）、内（病不在外）和外（病不在内），具备了八纲辨证的雏形。这显然晚于人们推崇的张仲景《伤寒杂病论》建立的八纲辨证体系。其实，《伤寒杂病论》并未明确提出八纲辨证，而是后人经过归纳提炼后把八纲辨证的建立归功于张仲景。正是基于这一视角，病审八要对八纲辨证的充实完善，具有重要的理论意义；另外，"既先审此八要，参知六脉，审度所起之源，继以望闻问切加诸病者，未有不可治之疾也"（见序例上），是知病审八要规范了临床诊断要点和模式，提升了临床诊治水平，具有重要的临床价值。

2. 增益十剂

十剂渊源，大多依据《本草纲目·序例》引《药对》所云："药有宣、通、补、泄、轻、重、涩、滑、燥、湿十种"，推测为北齐·徐之才首创。然《本草衍义·序例上》引述十剂时，却称"陶隐居云"，故十剂出典至今存此两说。遍览敦煌出土之陶弘景《本草经集注》序例残卷，并无十剂内容，可知十剂并非来自陶弘景。而《本草纲目》编撰时，《药对》早已亡佚，李时珍只能参照《证类》序例所云，对十剂的来历做出判断。而十剂的内容恰好保留在《证类》序例"合药分剂料理法则"和"补注所引书传"之间的论述中。这部分内容的题头有"臣禹锡等谨按徐之才药对孙思邈千金方陈藏器本草拾遗序例如后"，是知掌禹锡主编《嘉祐本草》时将三书序例编排到一起。李时珍仅从"徐之才药对"便认定其中所述十剂来自徐之才，显然比较草率。不过，三书序例内容并无特殊标记，难以明确具体内容的归属。经与人民卫生出版社据日本江户医学影摹北宋刊本的影印本《备急千金要方》（简称《千金方》）序例相对照，孙思邈已明确开头从"夫众病积聚皆起于虚也"到"处方者宜准此"为《药对》所述，此后内容可以核准为《千金方》内容，至于"诸药有宣通补泄轻重滑涩燥湿"到文末"或复用不遂其宜耳"则《千金方》未曾见察。结合三书书名和所述内容的排列顺序，可以判定十剂既非来自徐之才，也非来自陶弘景，而是来自唐·陈藏器编撰的《本草拾遗》。

关于十剂，统编教材《方剂学》均认为是方剂的重要分类法之一。其实，根据《证类本草》和寇宗奭所引"药有宣、通、补、泄、轻、重、涩、滑、燥、湿"，足可证明十剂最初是药物分类法，而非方剂分类法。十剂论述内容理应放在《中药学》中介绍。澄清了这些问题，十剂的重要性自然显露出来。其意义不仅体现在功能分类上，以及当今拓展到方剂功能分类上，还体现在基于病因病机对药物属性所做的对应安排上，体现在便于临床根据病因病机分类选药组方上。在十剂基础上，寇宗奭发现，"此十种今详之，惟寒、热二种何独见遗？如寒可去热，大黄、朴硝之属是也。如热可去寒，附子、桂之属是也。今特补此二种，以尽厥旨。"进而丰富了十剂的内容，为药物分类法的系统化做出积极贡献。

3. 完善"合药分剂料理法则"

"合药分剂料理法则"是古代本草学中介绍药物合和（君臣佐使、七情、性味）、分剂（采集、炮制、剂量、剂型、煎煮等）、料理法则（合理安全用药）的内容，始见《本草经集注》序例记载。后世主流本草和方剂学中，均保留这部分内容。针对前期介绍"合药分剂料理法则"存在的诸多问题，寇宗奭提出了补充修改意见。

原称"用桂一尺者，削去皮毕，重半两为正"，寇氏指出：如此"既言广而不言狭，如何便以半两为正？且桂即皮也，若言削去皮毕，即是全无桂也。"针对前人两点失误，建议"定长一尺，阔一寸，削去皮上粗虚无味者，约为半两"。规范了药材规格和修制方法。《本经》所称"寒、热、温、凉四气"，寇氏指出："凡称气者，即是香臭之气；其寒、热、温、凉，则是药之性。"认为"其序例中'气'字，恐后世误书，当改为'性'字，则于义方允"。这样，就把臊、臭、香、腥、腐之气与寒、热、温、凉之性区别开来。诸如杏仁、桃仁、葶苈、胡麻熬制，不须至黑，但慢火炒令赤黄色即可；服药多少，需结合人气虚实，老少新久，多毒少毒，逐事斟量，不可执以定法。麻黄修制，原折去节，令通理，寸剉之，寇氏认为，"不若碎剉如豆大为佳，药味易出，而无遗力也。"对于"㕮咀"两字，《唐本草》理解为"商量斟酌"，《嘉祐本草》解释为"细切"，观点迥异，遵照执行则南辕北辙。寇氏认为"儒家以谓有含味之意，如人以口齿咀啮，虽破而不尘，但使含味耳。张仲景方多言㕮咀，其义如此。"理解比较确切。诸如此类，寇氏对前期本草所述"合药分剂料理法则"多有正误、修改与完善，对药物准确、合理选用，产生积极的促进作用。

4. 详述药物鉴别方法

药物真伪、优劣直接关乎临床疗效和用药安全，加之药物属于特殊商品，故鉴别其真伪、优劣一直伴随着中医学整个发展过程。在

《本草衍义》中，寇氏充分利用理性判断和感官体察，纠正以往许多错误认识。如水味不因菊花而香，鼹鼠不能遗溺生子，玉泉为玉浆之讹，石中黄子为黄水之误。对陶弘景所谓凝水石"夏月能为冰者佳"，认为"如此则举世不能得，似乎失言。"在具体鉴别方面，充分利用药物的色泽、纹理、气味、口感予以识别。磁石则利用"可吸连针铁"以鉴别真伪。此外，书中大量引用唐朝和前宋等著名诗人李白、杜甫、白居易、杜牧、李商隐、韩愈、王维、王安石等诗句中有关药物的内容，便于诵诗识药。显示中医学典型的人文特征。

5. 提供验案验方

在《衍义》药论中，大量收录了与所论药物相关的单方、验方。如赤石脂条下所述："有人病大肠寒滑，小便精出，诸热药服及一斗二升，未甚效。后有人教服赤石脂、干姜各一两，胡椒半两，同为末，醋糊丸如梧桐子大，空心及饭前米饮下五七十丸。终四剂，遂愈。"是一首温里祛寒、涩肠止泻的方剂。在檗木条下，取黄柏"以蜜匀炙，与青黛各一分，同为末，入生龙脑一字，研匀。治心脾热，舌颊生疮。当掺疮上，有涎即吐"。以三药为末外涂疮面，专治心脾蕴热所致的口舌生疮，是一首可信度较高，药到病当能除的验方。综观药论所附诸方，药味通常二三种，一般不超过五味，可谓组成简约精当，能备仓促应急之需。今日仍有研究、借鉴价值。

不过，因寇氏编撰此书时，除《证类本草》之外，手头本草文献甚少，难免出现一些疏漏。主要问题是，常常混淆《证类本草》中《本经》文和《名医别录》文，误将后者作为前者引用。如玉泉条引述"《经》云：生蓝田山谷"，实为《名医别录》（简称《别录》）文；沉香木条引云"然《经》中止言疗风水毒肿，去恶气"，而沉香木并非《本经》药物，《别录》最早收录，所引"疗风水毒肿，去恶气"，实为《别录》文。尚有误引他书者。如使君子引文称"今《经》中谓之棱瓣深"，而此药《开宝本草》始载，引文自然来自此书。出现此类张冠李戴问题，主要原因有二：一是早期本草保留

《本经》内容时，最初朱墨杂书，朱字《本经》文，墨字《别录》文，有宋以来，雕版印刷改为镂空的黑底白字文为《本经》文，墨字为《别录》文，因年代浸远，转抄、刊刻导致疑混，以致有些内容的归属后世难以辨别；二是历代多半不晓得《本草经集注》的存在。近现代从事本草研究者，仅在得见敦煌出土的《本草经集注》序录残卷，经与《证类》等对照互参，方才知晓陶弘景序文、《本经》文、《别录》文和陶弘景注文四部分构成了《本草经集注》全书。从《衍义》的行文中可以确认，寇氏显然不知有此一书。进而影响了对前期本草所述来源的准确判断。另外，因本书侧重拾遗补正，各药书写内容极不统一，似乎缺乏综合性本草的完整性和系统性。

三、学习要点

1. 序例体现的学术思想

通常，书序是写作动机、内容和意义的简要告白。《衍义》序例凡三卷，所述近万言，显然不限于这些内容的一般介绍。关于养生要素、摄养之道、病审八要、增益十剂、合药分剂料理法则以及补充、诊法、验案分析等，均在序例中得到充分体现。其中既有对中医经典《内经》的阐释与发挥，又有作者的认识和感悟，因此阅读并理解序例所述，对把握寇氏的学术思想具有重要意义。

2. 学术思想的思维模式

本草学的学术思想，主要体现在药性理论和功能主治确立的思维模式上。本书以"衍义"为宗旨，需要关注其对药物药性和功用调整的思路与方法。如虎骨治疗风病，寇氏指出："风，木也，虎，金也，木受金制，焉得不从？故呼啸则风生，自然之道也。所以治风挛急、屈伸不得、走疰、癫疾、惊痫、骨节风毒等，乃此义尔。"即从风和虎的五行定位和生克制化确认虎啸风生的功能联系，诠释虎骨干预诸病的象思维之理。同样，驴"仍须乌者，用乌之意，如用乌鸡子、乌蛇、乌鸦之类。其物虽治风，然更取其水色，盖以制其热则生风之义"，借以从五色与五行的关系阐明药物之色对功用的影响。在五行学说之外，则有石钟乳"盖乳取其性下"，鳖"头血涂脱肛"之类，是从药物体现的性势之象解释药物的功能。四药功用确认和解释的两种方式，显示出典型的象思维特征。此外，尚可存在其他的确认和解释方式，体现不同层次的象思维属性，这是研读时应当注意领悟并加以提炼的。并且只有揭示了药物功用确认和解释的多种思维模式，才能深刻地认识本草学。

3. 药物归经认识的过渡形式

一般说来，把归经理论的渊源追溯到《内经》无可厚非。不过，未经历中间阶段直接跳跃到金元时期形成的完整归经理论，显然与理不通。可以看到，《衍义》已有多处论及药物归经。如大盐条云："齿缝中血出，盐汤漱，及接药入肾"。泽泻条论及张仲景八味丸伍用泽泻，称"亦不过引接桂、附等归就肾经"。而桑螵蛸散以炙桑白皮佐之，治疗女劳，其理"盖桑白皮行水，意以接螵蛸就肾经。"其中盐汤、泽泻和桑白皮均为"接××药入（就或归就）肾"的引经药。如所周知，药物归经包括药物直接归就某经和引导他药归就某经两层含义，所举均为引导他药归属某经的例证。进而说明，序例中虽未曾谈到药物引经，但各论已明确使用引经表述，标志《衍义》在归经理论建构过程中发挥了承上启下作用，助推了金元时期归经理论的全面完成。因此，广泛收集并理解书中此类资料，可对归经理论的发展脉络产生新的认识。

4. 学习和体认所附单方验方

在具体药论中，寇氏附入许多单方和验方。除赤石脂、檗木条下所附两首验方外，尚有"病遍身风热细疹，痒痛不可任，连胸颈脐腹及近隐处皆然，涩痰亦多，夜不得睡。以苦参末一两，皂角二两，水一升，揉滤取汁，银石器熬成膏，和苦参末为丸"，口服以取效者。单方则有石菖蒲捣为末，卧伏其上，治疗遍身生热毒疮，痛而不痒者；菊花可作枕以治头目风热等。这些单方验方组成简约，且多有病例应用为证，有极高的研究价值和临床应用参考价值。相信通过认真考察、科学论证、慎重验之临床，或许挖掘出有重要推广应用价值的效验良方。

梁茂新　范颖
2017 年 8 月

1. 《本草衍义》点评，实分点校、注释和点评三部分，侧重点评。

2. 校勘参考书目：以宋庆元元年（1195）江南西路转运司修刊本《本草衍义》为底本。主校本三部：①清宣统二年（1910）经柯逢时校勘的武昌医馆影刻重刊本《本草衍义》（简称柯本）；②1957年商务印书馆铅印本《本草衍义》（简称商本）；③1990年人民卫生出版社颜正华教授等点校本《本草衍义》（简称颜本）。旁校本二部：①1957年人民卫生出版社影印张存惠撰著《重修政和经史证类备用本草》及所附《本草衍义》文；②1955年群联出版社据影印敦煌石室藏本复印的《本草经集注》序录残卷。所用工具书从略。

3. 点评参考书目：史书包括《后汉书·华佗》《三国志·华佗传》《新唐书·于志宁传》；中医书籍包括《素问》《金匮要略》《伤寒论》《备急千金要方》、敦煌出土《本草经集注》序录残卷、《和剂局方》《太平圣惠方》《圣济总录》《本事方》《重修政和经史证类备用本草》《世医得效方》《三因方》《御药院方》《普济方》《本草纲目》《滇南本草》《本草蒙荃》《本草经疏》《中药大辞典》《中华本草》《中华人民共和国药典》（2015版）。

4. 所引《本经》《名医别录》《唐本草》《药性论》《本草拾遗》《食疗本草》《本草性事类》《食性本草》《四声本草》《日华子诸家本草》《海上方》《开宝本草》《嘉祐本草》《本草图经》《梦溪笔

谈·药议》诸书均取自《重修政和经史证类备用本草》收载的相关内容。鉴于《本经》《名医别录》等早期本草学均为主要依据《重修政和经史证类备用本草》辑复而来，故未间接引用这些辑复本。

5. 书名简称：《神农本草经》简称《本经》，《名医别录》简称《别录》，《备急千金要方》简称《千金方》，《本草衍义》简称《衍义》，《日华子诸家本草》简称《日华子》，《重修政和经史证类备用本草》（简称《证类本草》或《证类》），《世医得效方》简称《危氏方》，《本草纲目》简称《纲目》。

6. 点评坚持：凡有疑惑、混淆、争议者，必释其疑、辨其误、正其源。凡属真知灼见、有所建树之处，必阐发之，彰显之，举荐之。侧重点评五个方面：一是纠正与史实不符之处；二是澄清同药异名、同名异药混淆者、同类异制者；三是订正药物和相关论述来源混乱者；四是揭示寇宗奭对本草学和药物论述之贡献；五是揭示常用药物古代应用特点和规律。

7. 常用药物古代应用特点和规律的点评，充分利用了"古代方剂数据库管理系统"。

《本草衍义》提要 ●

　　宋政和中医官通直郎收买药材所辨验药材寇宗奭撰。晁公武《读书志》、陈直斋《书录解题》皆有著录。政和六年，提举荆武北路常平等事刘亚夫申投尚书省太医学博士李康看详状申，有旨转一官添差充收买药材所辨验药材。宣和元年，其侄宣教郎知解州解县丞寇约镂本印行。宗奭里贯无考，以劄付及卷六礜石条、菊花水条、卷十三桑寄生条推之，知其曾官杭州、永、耀、顺安军等处，由承直郎澧州司户进书转一官而已。宗奭以禹锡所修慎微策所续《本草》尚有差失，因参考诸家事实，忝以目验，核以情理，拾遗纠谬，援引辨证，发明良多，凡名未用而意已尽者，皆不编入，其所辨证，如东壁土取太阳少火之壮，冬灰取冬令烧灼之久，水味不因菊花而香，鼹鼠不能遗溺生子，玉泉为玉浆之讹，石中黄子为黄水之误，皆能实事求是，切实证明，洵本草之功臣，医林之津筏也。东垣、丹溪诸公，皆尊信之，故丹溪有《衍义补遗》之作，惟以兰花为兰草，卷丹为百合，微有差误耳。宋时尝与《证类本草》别本单行。自金人张存惠采附《证类本草》之中，金元刻本仍之，单行本殆绝版矣。归安陆公心源藏有南宋麻沙本，完全无缺，爰收刊本集，以广其传。

重刻本草衍义序 ◉

　　《本草衍义》二十卷，宋通直郎、添差充收买药材所辨验药材寇宗奭撰。晁公武《读书志》、陈直斋《书录解题》皆著于录。政和六年，提举荆湖北路常平等事刘亚夫，申投尚书省太医学博士李康看详状申，有旨转一官，添差充收买药材所辨验药材。宣和元年，其侄宣教郎知解州解县丞寇约镂板印行。宗奭里贯无考。以劄付①及卷六礜石条、菊花水条、卷十三桑寄生条推之，知其曾官杭州、永、耀、顺安军等处，由承直郎、澧州司户进书转一官而已。《神农本草》之名，始见于梁《七录》，凡三百六十五种，陶隐居又增三百六十五种，是为《名医别录》。唐显庆中，命苏恭等参考得失，增一百一十四种，是为《唐本草》。宋太祖命刘翰等，以医家尝用有效者增一百三十三种，是为《开宝重定本草》。仁宗命掌禹锡等，再加校正增一百种，是为《嘉祐补注本草》。蜀人唐慎微博采群书，增六百余种，是为《经史证类本草》。徽宗又命曹孝忠刊正之，是为《政和重修经史证类备用本草》。宗奭以禹锡所修、慎微所续尚有差失，因考诸家，参以目验，拾遗纠谬，著为此书。凡名未用而意义已尽者，皆不编入。其所辨证，如东壁土取太阳少火之壮，冬灰取冬令烧灼之久，水味不因菊花而香，鼲鼠不能遗溺生子，玉泉为玉浆之讹，石中黄子为黄水之讹，皆能实事求是，疏通证明，洵乎本草之功臣，医林之津筏也。宋

---

　　① 劄付：又作札付，官府中上级给下级的公文。

时与《证类本草》别本单行，自金人张存惠采附《证类本草》之中，明人因之，而单行本遂微，余所藏为南宋麻沙本，完善无缺，因重梓以广其传。

光绪三年岁在疆圉赤奋若仲冬之月归安陆心源撰

【点评】《名医别录》的撰著者并非陶隐居，而当另有他人，古今多半失考。陶氏编撰《本草经集注》，是确定无疑的。至于《别录》一书，《新唐书·于志宁传》云："《别录》者，魏晋以来，吴普、李当之所记，其言花叶形色，佐使相须，附经为说"。于志宁曾经参加《唐本草》编撰，并有可能披览《别录》原书，故其所言当可置信。吴普、李当之为华佗三大弟子中的两位，分别著有《吴普本草》和《李当之药录》，两人极有合作编撰《别录》的可能性。所谓"附经为说"，一语道破《别录》的基本构成。亦即此书既有《本经》文，又附名医所论。寇氏所云，《本经》《别录》各三百六十五种，显然不妥。考察《证类》收载的《本经》药物，在药论《本经》黑底白字文下，绝大多数附有《别录》墨字文内容，亦即《别录》不仅新增三百六十五种，同时对《本经》药论多有补充，这正是"附经为说"的集中体现。陆氏本序延续了《嘉祐本草》序所云："陶隐居所进者，谓之《名医别录》"的失误，并一直贻误至今。

本草衍义卷之一

序例上

衍义总叙

天地以生成为德，有生所甚重者身也。身以安乐为本，安乐所可致者，以保养为本。世之人必本其本，则本必固。本既固，疾病何由而生？夭横何由而至？此摄生之道无逮于此。

夫草木无知，犹假灌溉，矧人为万物之灵，岂不资以保养？然保养之义，其理万计，约而言之，其术有三：一养神，二惜气，三隄①疾。忘情去智，恬澹虚无，离事全真，内外无寄，如是则神不内耗，境不外惑，真一不杂，则神自宁矣。此养神也。抱一元之本根，固归精之真气，三焦定位，六贼忘形，识界既空，大同斯契，则气自定矣。此惜气也。饮食适时，温凉合度，出处无犯于八邪，痌瘝不可以勉强，则身自安矣，此隄疾也。三者甚易行，然人自以谓难行而不肯行。如此难有长生之法，人罕敦尚，遂至永谢。是以疾病交攻，天和顿失，圣人悯之，故假以保救之术，辅以蠲疴之药，俾有识无识，咸臻寿域。所以，国家编撰《圣惠》，校正《素问》，重定《本草》，别为《图经》。至于张仲景《伤寒论》及《千金》《金匮》《外台》之类，粲然列于书府。今复考拾天下医生，补以名职，分隶曹属，普救世人之疾苦。兹盖全圣至德之君，合天地之至仁，接物厚生，大赉天下。故野

---

① 隄（dī 低）：拦水土壩，此作预防解。下同。

无遗逸之药，世无不识之病。然《本草》二部，其间撰著之人，或执用己私，失于商较，致使学者检据之间，不得无惑。今则并考诸家之说，参之实事，有未尽厥理者，衍之以臻其理。如东壁土、倒流水、冬灰之类。隐避不断者，伸之以见其情。如水自菊下过而水香，鼹鼠溺精坠地而生子。文简误脱者，证之以明其义。如玉泉、石蜜之类。讳避而易名者，原之以存其名。如山药避本朝讳及唐避代宗讳。使是非归一，治疗有源，检用之际，晓然无惑。是以搜求访缉者，十有余年。采拾众善，朕①疗疾苦，和合收蓄之功，率皆周尽。矧疾为圣人所谨，无常不可以为医，岂容易言哉！宗奭常谓，疾病所可凭者医，医可据者方也，方可恃者药也。

苟知病之虚实，方之可否，若不能达药性之良毒，辨方宜之早晚，真伪相乱，新陈相错，则曷由去道人陈宿之蛊。唐甄立言仕为太常丞，善医术。有道人心腹懑烦，弥二岁。诊曰：腹有蛊，误食发而然。令饵雄黄一剂，少选，吐一蛇，如拇无目，烧之有发气。乃愈。生张果骈洁之齿？唐张果诏见。元宗谓高力士曰：吾闻饮堇无苦者，奇士也。时天寒，取以饮，果三进，颓然曰：非佳酒。乃寝。顷，视齿燋缩。顾左右取铁如意，击堕之，藏带中，更出药傅其龂。良久，齿已生，粲然骈洁，帝益神之。此书之意，于是乎作。今则编次成书，谨依二经类例，分门条析，仍衍序例为三卷。内有名未用及意义已尽者，更不编入。其《神农本经》②《名医别录》《唐本》先附③、今附④、新补⑤、新定⑥之目，缘本经已著目录内，更不声说，依旧作二十卷及目录一卷，目之曰《本草衍义》。若博爱卫生之士，志意或同，则更为诠修，以称圣朝好生之德，时政和六年丙申岁记。

本草之名自黄帝、岐伯始。其《补注·总叙》言，旧说《本草经》

---

① 朕：原作"脤"，各本同。《字彙》：脤即朕之俗字。据改。
② 《神农本经》：又称《神农本草经》《本草经》和《本经》。
③ 《唐本》先附：是《嘉祐本草》编撰时，对《唐本草》所增内容的称谓。
④ 今附：是《嘉祐本草》编撰时，对《开宝本草》所增内容的称谓。
⑤ 新补：是《嘉祐本草》编撰时，掌禹锡等"增补旧经未有者"的称谓。
⑥ 新定：是《嘉祐本草》编撰时，掌禹锡等对"今世已尝用，而诸书未见，无所辨证者"，"请从太医众论参议，别立为条"者，曰"新定"。以下文中出现这些称呼，不再赘释。

者，神农之所作，而不经见①。《平帝纪》元始五年，举天下通知方术本草者，所在轺传，遣诣京师，此但见本草之名，终不能断自何代而作。又《楼护传》称，护少诵医经、本草、方术数十万言，本草之名盖见于此。是尤不然也。《世本》曰：神农尝百草以和药济人，然亦不著本草之名，皆未臻厥理。尝读《帝王世纪》曰：黄帝使岐伯尝味草木，定《本草经》，造医方，以疗众疾，则知本草之名自黄帝、岐伯始。其《淮南子》之言，神农尝百草之滋味，一日七十毒，亦无本草之说。是知此书，乃上古圣贤具生知之智，故能辨天下品物之性味，合世人疾病之所宜。后之贤智之士，从而和之者，又增广其品，至一千八十二名，《补注本草》称一千八十二种，然一种有分两用者，有三用者，其种字为名字，于义方允。可谓大备。然其间注说不尽，或舍理别趣者，往往多矣。是以衍撅余义，期于必当，非足以发明圣贤之意，冀有补于阙疑。

夫天地既判，生万物者，惟五气尔。五气定位，则五味生。五味生，则千变万化，至于不可穷已。故曰生物者气也，成之者味也。以奇生则成而耦②，以耦生则成而奇。寒气坚，故其味可用以耎③。热气耎，故其味可用以坚。风气散，故其味可用以收。燥气收，故其味可用以散。土者冲气之所生，冲气则无所不和，故其味可用以缓。气坚则壮，故苦可以养气。脉耎则和，故咸可以养脉。骨收则强，故酸可以养骨。筋散则不挛，故辛可以养筋。肉缓则不壅，故甘可以养肉。坚之而后可以耎，收之而后可以散。欲缓则用甘，不欲则弗用，用之不可太过，太过亦病矣。古之养生治疾者，必先通乎此，不通乎此，而能已人之疾者，盖寡矣。

夫安乐之道，在能保养者得之。况招来和气之药少，攻决之药多，不可不察也。是知人之生须假保养，无犯和气，以资生命。才失

---

① 见：原脱，诸本同，据《证类》援引《嘉祐本草》序补。
② 耦：同"偶"。
③ 耎（ruǎn 软）：《玉篇》"柔也"；《类篇》"弱也，同软。"

将护，便致病生，苟或处治乖方，旋见颠越。防患须在闲日，故曰安不忘危，存不忘亡，此圣人之预戒也。

摄养之道，莫若守中，守中则无过与不及之害。《经》曰：春秋冬夏，四时阴阳，生病起于过用。盖不适其性，而强去①为逐，强处即病生。五脏受气，盖有常分，用之过耗，是以病生。善养生者，既无过耗之弊，又能保守真元，何患乎外邪所中也。故善服药，不若善保养。不善保养，不若善服药。世有不善保养，又不善服药，仓卒病生而归咎于神天。噫！是亦未尝思也，可不谨欤！

夫未闻道者，放逸其心，逆于生药。以精神徇智巧，以忧畏徇得失，以劳苦徇礼节，以身世徇财利，四徇不置，心为之病矣。极力劳形，躁②暴气逆，当风纵酒，食嗜辛咸，肝为之病矣。饮食生冷，温凉失度，久坐久卧，大饱大饥，脾为之病矣。呼叫过常，辨争陪答，冒犯寒暄，恣食咸苦，肺为之病矣。久坐湿地，强力入水，纵欲劳形，三田漏溢，肾为之病矣。五病既作，故未老而羸，未羸而病，病至则重，重则必毙。呜呼，是皆弗思而自取之也。卫生之士，须谨此五者，可致终身无苦。《经》曰：不治已病治未病，正为此矣。

夫善养生者养内，不善养生者养外。养外者实外，以充快悦泽，贪欲恣情为务，殊不知外实则内虚也。善养内者实内，使脏腑安和，三焦各守其位，饮食常适其宜。故庄周曰：人之可畏者，衽席饮食之间，而不知为之戒者，过也。若能常如是畏谨，疾病何缘而起？寿考焉不得长？贤者造形而悟，愚者临病不知，诚可畏也。

夫柔情难绾而不断，不可不以智慧决也，故帏箔不可不远。斯言至近易，其事至难行。盖人之智慧浅陋，不能胜其贪欲也。故佛书曰：诸苦所因，贪欲为本，若灭贪欲，何所依止。是知贪欲不灭，苦亦不灭，贪欲灭，苦亦灭。圣人言近而指远，不可不思，不

---

① 去：颜本、《证类》作"云"。
② 躁：原作"谍"，诸本同，据《证类》和文义改。

可不惧。善摄生者，不劳神，不苦形，神形既安，祸患何由而致也。

夫人之生以气血为本，人之病未有不先伤其气血者，世有童男室女，积想在心，思虑过当，多致劳损。男则视色先散，女则月水先闭。何以致然？盖愁忧思虑则伤心，心伤则血逆竭。血逆竭，故神色先散而月水先闭也。火既受病，不能荣养其子，故不嗜食。脾既虚，则金气亏，故发嗽，嗽既作，水气绝，故四肢干。木气不充，故多怒。鬓发焦，筋痿。俟五脏传遍，故卒不能死，然终死矣。此一种于诸劳中最为难治，盖病起于五脏之中，无有已期，药力不可及也。若或自能改易心志，用药扶接，如此则可得九死一生。举此为例，其余诸劳，可按脉与证而治之。

夫治病有八要。八要不审，病不能去。非病不去，无可去之术也。故须审辨八要，庶不违误。其一曰虚，五虚①是也。二曰实，五实②是也。三曰冷，脏腑受其积冷是也。四曰热，脏腑受其积热是也。五曰邪，非脏腑正病也。六曰正，非外邪所中也。七曰内，病不在外也。八曰外，病不在内也。既先审此八要，参知六脉，审度所起之源，继以望闻问切加诸病者，未有不可治之疾也。夫不可治者有六失：失于不审，失于不信，失于过时，失于不择医，失于不识病，失于不知药。六失之中，有一于此，即为难治。非只医家之罪，亦病家之罪也。矧又医不慈仁，病者猜鄙，二理交驰，于病何益？由是言之，医者不可不慈仁，不慈仁则招祸。病者不可猜鄙，猜鄙则招祸。惟贤者洞达物情，各就安药，亦治病之一说耳。

合药分剂料理法则③中言，凡方云用桂一尺者，削去皮毕，重半两为正。既言广而不言狭，如何便以半两为正？且桂即皮也，若言削去皮毕，即是全无桂也。今定长一尺，阔一寸，削去皮上粗虚无味

---

① 五虚：脉细、皮寒、气少、泄痢前后、饮食不入，此为五虚。
② 五实：脉盛、皮热、腹胀、前后不通、闷瞀，此为五实。
③ 合药分剂料理法则：首见陶弘景《本草经集注》著录。

者，约为半两，然终不见当日用桂一尺之本意，亦前人之失也。

序例，药有酸、咸、甘、苦、辛五味，寒、热、温、凉四气。今详之：凡称气者，即是香臭之气；其寒、热、温、凉，则是药之性。且如鹅条中云：白鹅脂性冷，不可言其气冷也，况自有药性。论其四气，则是香、臭、臊、腥，故不可以寒、热、温、凉配之。如蒜、阿魏、鲍鱼、汗袜，则其气臭；鸡、鱼、鸭、蛇，则其气腥；肾、狐狸、白马茎、褌近隐处、人中白，则其气臊；沉、檀、龙、麝，则其气香。如此则方可以气言之。其序例中气字，恐后世误书，当改为性字，则于义方允。

今人用巴豆，皆去油讫生用。兹必为《本经》言生温、熟寒，故欲避寒而即温也。不知寒不足避，当避其大毒。矧《本经》全无去油之说。故陶隐居云：熬令黄黑，然亦太过矣。《日华子》云：炒不如去心膜，煮五度换水，各煮一沸为佳。其杏仁、桃仁、葶苈、胡麻，亦不须熬至黑。但慢火炒令赤黄色，斯可矣。

凡服药多少，虽有所说，一物一毒，服一丸如细麻之例，今更合别论。缘人气有虚实，年有老少，病有新久，药有多毒少毒，更在逐事斟量，不可举此为例。但古人凡设例者，皆是假令，岂可执以为定法。

《本草》第一序例言犀角、羚羊角、鹿角，一概末如粉，临服内汤中。然今昔药法中，有生磨者，煎取汁者。且如丸药中用蜡，取其能固护药之气味，势力全备，以过关膈①而作效也。今若投之蜜相和，虽易为丸剂，然下咽亦易散化，如何得到脏中？若其间更有毒药，则便与人作病，岂徒无益而又害之，全非用蜡之本意。至如桂心，于②得更有上虚软甲错处可削之也？凡此之类，亦更加详究。

今人用麻黄，皆合捣诸药中。张仲景方中，皆言去上沫。序例中言先别煮三两，沸，掠去其沫，更益水如本数，乃内余药，不尔，令

---

① 膈：原作"鬲"，鬲、膈为古今字，今从膈，据改。
② 於（wū 乌）：《证类》同，商本作"乌"。於通"乌"，文言疑问词，哪，何。

人发烦。甚得用麻黄之意，医家可持此说。然云：折去节，令通理，寸㕮咀之，不若碎㕮如豆大为佳，药味易出，而无遗力也。

陶隐居云：药有宣、通、补、泄、轻、重、涩、滑、燥、湿。此十种①今详之，惟寒、热二种何独见遗？如寒可去热，大黄、朴消之属是也。如热可去寒，附子、桂之属是也。今特补此二种，以尽厥旨。

【点评】本书序例分上、中、下三部，显然不是单纯说明撰著动机、目的和意义的。借以表达的是作者关于养生、诊治方面独特的理论认识。序例上首先阐述了一养神、二惜气、三隄疾的养生之道。认为若失其道，则疾病交攻，天和顿失，当及时救治。而"疾病可凭者医，医可据者方也，方可恃者药也"，鉴于不达药性之良毒，难辨药物之真伪、新陈，故撰就此书。序里强调，善养生者，守其中而养其内。并阐明五脏病之成因与传变。率先提出了虚、实、冷、热、邪、正、内、外之审病八要，为八纲辨证的建立奠定了基础。同时对前期本草学所述"合药分剂料理法则"中的若干问题提出质疑和建议，尤为重要的是，在药物属性十剂分类基础上补充了寒、热二剂，丰富了药物功能分类法。

---

① 十种：后世称为"十剂"。在《本草经》和《名医别录》合著的《本草经集注》中，并无十剂的论述。关于十剂，见于《证类》序例上"臣禹锡等谨按徐之才《药对》孙思邈《千金方》陈藏器《本草拾遗》序例如后"的文字，《药对》和《本草拾遗》业已失传，经与《千金方》逐句逐字对照，确认中间内容来自《千金方》，进而判断此前内容属于《药对》，此后内容来自《本草拾遗》。故十剂既非陶弘景所述，也非出之徐之才《药对》，实为唐·陈藏器所创。

本草衍义卷之二

序例中

人之生，实阴阳之气所聚耳。若不能调和阴阳之气，则害其生。故《宝命全形篇》论曰：人以天地之气生。又曰：天地合气，命之曰人。是以阳化气、阴成形也。夫游魂为变者，阳化气也。精气为物者，阴成形也。阴阳气合，神在其中矣。故《阴阳应象大论》曰：天地之动静，神明为之纲纪。即知神明不可以阴阳摄也。《易》所以言：阴阳不测之谓神。盖为此矣。故曰，神不可大用，大用即竭；形不可大劳，大劳则毙。是知精、气、神，人之大本，不可不谨养。智者养其神，惜其气，以固其本。世有不谨卫生之经者，动皆触犯。既以犯养生之禁，须假以外术保救，不可坐以待毙。本草之《经》，于是兴焉。既知保救之理，不可不穷保救之事，《衍义》于是存焉。二者其名虽异，其理仅同。欲使有知无知尽臻寿域，率至安乐之乡，适是意者，求其意而可矣。

养心之道未可忽也。六欲七情千变万化，出没不定，其言至简，其义无穷，而以一心对无穷之事，不亦劳乎？心苟不明，不为物所病者，未之有也。故明达之士，遂至忘心，心既忘矣，则六欲七情无能为也。六欲七情无能为，故内事不生。内事不生，故外患不能入。外患不能入，则本草之用，实世之刍①狗②耳。若未能达是意而至是地，则未有不缘六欲七情而起忧患者。忧患既作，则此书一日不可阙也。愚何人哉，必欲斯文绝人之忧患乎。

上隐居以谓凡筛丸散药毕，皆更合于臼中，以杵捣数百过，如此恐干末渐荡不可捣，不若令力士合研为佳。又曰：凡汤酒膏中用诸石，皆细捣之如粟，亦可以葛布筛令调匀，并以绵裹内中，其雄黄、朱砂辈，细末如粉。今详之：凡诸石虽是汤酒中，亦须稍细，药力方尽出，效亦速。但临服须澄滤后再上火，不尔，恐遗药力不见效。汤酒中尚庶几，若在服食膏中，岂得更如粟也。不合如此立例，当在临时应用详酌尔。又说哎咀两字，"唐本注"谓为商量斟酌，非也。《嘉祐》复符陶隐居说为细切，亦非也。儒家以谓有含味之意，如人以口齿咀啮，虽破而不尘，但使含味耳。张仲景方多言哎咀，其义如此。

病人有既不洞晓医药，复自行臆度，如此则九死一生。或医人未识其病，或以财势所迫，占夺强治，如此之辈，医家病家不可不察也。要在聪明贤达之士掌之，则病无不济，医无不功。世间如此之事甚多，故须一一该举，以隄或然。

夫人有贵贱少长，病当别论。病有新久虚实，理当别药。盖人心如面，各各不同。惟其心不同，脏腑亦异。脏腑既异，乃以一药治众人之病，其可得乎？故张仲景曰：又有土地高下不同，物性刚柔，餐居亦异。是故黄帝兴四方之问，岐伯举四治之能，临病之功，宜须两审。如是则依方合药，一概而用，亦以疏矣。且如贵豪之家，形乐志苦者也。衣食足则形乐，心虑多则志苦。岐伯曰：病生于脉。形乐则外实，志苦则内虚，故病生于脉。所养既与贫下异，忧乐思虑不同，当各逐其人而治之。后世医者，直委此一节，闭绝不行，所失甚矣。

---

① 刍（chú 除）：原作"芻"，《六书·正讹》云：芻俗作"蒭"，现作"刍"，据改。
② 刍狗：古代祭祀时用草扎成的狗，作用类似现代的花圈。魏源《本义》："结刍为狗，用之祭祀，既毕事则弃而践之"。

尝有一医官，暑月与贵人饮。贵人曰：我昨日饮食所伤，今日食减。医曰：可饵消化药，他人当服十丸，公当减其半。下咽未久，疏逐不已，几至毙。以此较之，虚实相辽，不可不察，故曰病当别论。又一男子，暑月患血痢，医妄以凉药逆制，专用黄连、阿胶、木香药治之。此药始感便治则可，今病久肠虚，理不可服，逾旬不已，几致委顿，故曰理当别药。如是论之，诚在医之通变。又须经历，则万无一失。引此为例，余可效此。

凡用药必须择州土所宜者，则药力具，用之有据。如上党人参、川蜀当归、齐州半夏、华州细辛，又如东壁土、冬月灰、半天河水、热汤、浆水之类，其物至微，其用至广，盖亦有理。若不推究厥理，治病徒费其功，终亦不能活人。圣贤之意不易尽知，然舍理何求哉？

凡人少、长、老，其气血有盛、壮、衰三等。故岐伯曰：少火之气壮，壮火之气衰。盖少火生气，壮火散气，况复衰火，不可不知也。故治法亦当分三等。其少日服饵之药，于壮老之时，皆须别处之，决不可忽也。世有不留心于此者，往往不信，遂致困危，哀哉！

今人使理中汤、丸，仓卒之间多不效者，何也？是不知仲景之意，为必效药，盖用药之人有差殊耳。如治胸痹，心中痞坚，气结胸满，胁下逆气抢心，治①中汤主之，人参、术、干姜、甘草四物等，共一十二两，水八升，煮取三升，每服一升，日三服，以知为度。或作丸，须鸡子黄大，皆奇效。今人以一丸如杨梅许，服之病既不去，乃曰药不神。非药之罪，用药者之罪也。今引以为例，他可仿此。然年高及素虚寒人，当逐宜减甘草。

夫高医以蓄药为能，仓卒之间，防不可售者所须也。若桑寄生、桑螵蛸、鹿角胶、天灵盖、虎胆、蟾酥、野驼、萤、蓬蘽、空青、婆

---

① 治：诸本皆作"治"，但由人参、术、干姜、甘草四物可知，此乃理中汤，疑治为"理"。然《和剂局方》《简易方》又有治中汤，组成略有不同，故此存疑。

娑石、石蟹、冬灰、腊雪水、松黄之类，如此者甚多，不能一一遍举。唐元澹①字行冲，尝谓狄仁杰②曰：下之事上，譬富家储积以自资也。脯、腊、脧、胰，以供滋膳。参、术、芝、桂，以防疾疢。门下充旨味者多矣，愿以小人备一药，可乎？仁杰笑曰：公正吾药笼中物，不可一日无也。然梁公因事而言，独譬之以药，则有以见天下万物之中，尤不可阙者也。知斯道也，知斯意而已。

凡为医者，须略通古今，粗守仁义，绝驰骛③能所之心，专博施救拔之意。如此则心识自明，神物来相，又何必戚戚沽名，龊龊求④利也。如或不然，则曷以致姜抚沽誉⑤之惭，逋⑥华佗之矜能⑦受戮乎。

【点评】寇氏所说"逋华佗之矜能受戮"，是其根据部分史料对华佗被曹操所杀做出的极不公允的是非评判。关于华佗德行，《后汉书·华佗》《三国志·华佗传》均记载："沛相陈珪举孝廉，太尉黄琬辟，皆不就"。所谓孝廉者，谓善事父母、清洁有廉隅者。华佗被举，正是对其家居孝敬父母，在外济世活人、医德高尚的充分肯定。又从黄琬征召可知，华佗确有步入仕途机会，然他对功名利禄不屑一顾，予以推辞，是知华佗绝非企踵权贵、投机钻营、图谋仕途之辈。对待曹操，态度亦然，可为其治病，但不愿长期服侍左右，所称华佗"厌食事"，此语不妄。曹操因华佗托称妻病数期不归而杀之，不顾华佗已至耄耋之年，本应闲居

① 元澹：字行冲，唐代河南人，少年性格孤僻，长大之后学问广博，官至常山郡公，有《群书四录》传世。
② 狄仁杰：字怀英，并州太原人，唐代武周时期政治家，以不畏权贵著称。
③ 骛（wù 物）：疾速也。
④ 求：原作"末"，据《证类》改。
⑤ 姜抚沽誉：姜抚者，今河南商丘人，号"冲和先生"，唐代著名术士。自称年过百岁，通仙人不死术，欺骗了唐玄宗李隆基，擢抚银青光禄大夫一职。终被识破。是沽名钓誉这一掌故的原型人物。《新唐书》有传。详见千岁蘽条下。
⑥ 逋（bū 晡）：逃亡、拖延的意思。
⑦ 矜能：持能自傲。

故里，安度晚年。却强佗所难，以强凌弱，乱施淫威，大开杀戒，理在何方，识者皆可明察。

尝读《唐·方技传》，有云：医要在视脉，唯用一物攻之，气纯而愈速。一药偶得，他药相制，弗能专力，此难愈之验也。今详之：病有大小、新久、虚实，岂可止以一药攻之？

若初受病，小则庶几；若病大多日，或虚或实，岂得不以他药佐使？如人用硫黄，皆知此物大热，然石性缓，仓卒之间，下咽不易便作效。故智者又以附子、干姜、桂之类相佐使以发之，将并力攻疾，庶几速效。若单用硫黄，其可得乎？故知许嗣①宗之言未可全信，贤者当审度之。

夫用药如用刑，刑不可误，误即干人命。用药亦然，一误即便隔生死。然刑有鞠司，鞠成然后议定，议定然后书罪，盖人命一死，不可复生，故须如此详谨。今医，人才到病家，便以所见用药。若高医识病知脉，药又相当，如此，即应手作效。或庸下之流，孟浪乱投汤剂，逡巡便致困危。如此杀人，何太容易。世间此事甚多，良由病家不择医，平日未尝留心于医术也，可不惧哉！

【点评】序例中，引经据典论述阴阳以及天地人之间的关系。所谓阳化气、阴成形，天地合气，命之曰人。人以精、气、神为大本，神不可大用，形不可大劳。智者养其神，惜其气，以固其本。养心之道，旨在忘心，心既忘，则六欲七情无能为，故内事不生，外患不能入。均论之切切。诊病当注重病者贵贱少长，新久虚实，人心不同，脏腑各异，故用药、用量、用法、配伍皆当有别。并举例加以说明。主张用药必择州土所宜者。严厉批评了医人未识其病，或以财势所迫，占夺强治；或庸医孟浪乱投汤剂，逡巡便致困危的行为。

---

① 嗣：《唐书·方技传》作"胤"，因避宋太祖赵匡胤讳，更"胤"为"嗣"。

本草衍义卷之三

序例下

治妇人虽有别科，然亦有不能尽圣人之法者。今豪足之家，居奥室之中，处帏幔之内，复以帛幪手臂，既不能行望色之神，又不能殚切脉之巧，四者有二阙焉。黄帝有言曰：凡治病，察其形气色泽，形气相得，谓之可治；色泽以浮，谓之易已；形气相失，谓之难治；色夭不泽，谓之难已。又曰：诊病之道，观人勇怯，骨肉皮肤，能知其情，以为诊法。若患人脉病不相应，既不得见其形，医人止据脉供药，其可得乎？如此言之，於①能尽其术也。此医家之公患，世不能革。医者不免尽理质问，病家见所问繁，还为医业不精，往往得药不肯服，似此甚多。扁鹊见齐侯之色，尚不肯信，况其不得见者乎？呜呼！可谓难也已！

又妇人病温已十二日，诊之，其脉六七至而涩，寸稍大，尺稍小，发寒热，颊赤口干，不了了，耳聋。问之，病后数日，经水乃行，此属少阳热入血室也。若治不对病，则必死。乃按其证，与小柴胡汤服之，二日，又与小柴胡汤加桂枝干姜汤，一日，寒热虽已，又云：我脐下急痛，又与抵当②丸，微利，脐下痛痊。身渐凉和，脉渐匀，尚不了了，乃复与小柴胡汤。次日云：我但胸中热燥，口鼻干。又少与调胃承气汤，不得利。次日又云：心下痛。又与大陷胸丸半

---

① 於：商本、《证类》作"乌"。
② 当：原作"党"，《证类》同，据《伤寒论》和商本改。

服，利三行。而次日虚烦不宁，时妄有所见，时复狂言。虽知其尚有燥屎，以其极虚，不敢攻之。遂与竹叶汤去其烦热。其夜大便自通，至晓两次，中有燥屎数枚，而狂言虚烦尽解。但咳嗽唾沫，此肺虚也。若不治，恐乘虚而成肺痿，遂与小柴胡去人参、大枣、生姜，加干姜、五味子汤。一日咳减，二日而病悉愈。以上皆用张仲景方。

有妇人病吐逆，大小便不通，烦乱，四肢冷，渐无脉，凡①一日半，与大承气汤两剂，至夜半渐得大便通，脉渐生，翌日乃安。此关格之病，极难治，医者当审谨也。《经》曰：关则吐逆，格则不得小便。如此亦有不得大便者。

有小儿病虚滑，食略化，大便日十余次，四肢柴瘦，腹大，食讫又饥，此疾正是大肠移热于胃，善食而瘦，又谓之食㑊者。时五六月间，脉洪大，按之则绝。今六脉既单洪，则夏之气独然，按之绝，则无胃气也。《经》曰：夏脉洪，洪多胃气，少曰病，但洪无胃气曰死。夏以胃气为本，治疗失于过时，后不逾旬，果卒。

有人病久嗽，肺虚生寒热，以款冬花焚三两芽，俟烟出，以笔管吸其烟，满口则咽之，至倦则已。凡数日之间五七作，瘥。

有人病疟月余日，又以药吐下之，气遂弱，疾未愈。观其病与脉，乃夏伤暑，秋又伤风，乃与柴胡汤一剂。安后，又饮食不节，寒热复作。此盖前以伤暑，今以饮食不谨，遂致吐逆不食，胁下牵急而痛，寒热无时，病名痰疟。以十枣汤一服，下痰水数升，明日又与理中散二钱，遂愈。

有人苦风痰，头痛，颤掉，吐逆，饮食减，医以为伤冷物，遂以药温之，不愈。又以丸药下之，遂厥。复与金液丹后，谵语，吐逆，颤掉，不省人，狂若见鬼，循衣摸床，手足冷，脉伏。此胃中有结热，故昏瞀不省人，以阳气不能布于外，阴气不持于内，即颤掉而厥。遂与大承气汤，至一剂，乃愈。方见仲景。后服金箔丸，方见

《删繁》[①]。

有男子年六十一，脚肿生疮，忽食猪肉不安。医以药利之，稍愈。时出外中风，汗出后，头面暴肿，起紫黑色，多睡。耳轮上有浮泡小疮，黄汁出。乃与小续命汤中加羌活一倍，服之遂愈。

有人年五十四，素羸，多中寒，近服菟丝有效。小年常服生硫黄数斤，脉左上二部，右下二部，弦紧有力。五七年来，病右手足筋急拘挛，言语稍迟，遂与仲景小续命汤，加薏苡仁一两，以治筋急。减黄芩、人参、芍药各半，以避中寒，杏仁只用一百五枚。后云尚觉大冷，因令尽去人参、芍药、黄芩三物，却加当归一两半，遂安。今人用小续命汤者，比比皆是，既不能逐证加减，遂至危殆，人亦不知。今小续命汤，世所须也。故举以为例，可不谨哉！

夫八节之正气，生活人者也。八节之虚邪，杀人者也。非正气则为邪，非真实则为虚。所谓正气者，春温、夏热、秋凉、冬寒，此天之气也。若春在经络，夏在肌肉，秋在皮肤，冬在骨髓，此人之气也。在处为实，不在处为虚。故曰，若以身之虚，逢时之虚邪不正之气，两虚相感，始以皮肤经络，次传至脏腑，逮于骨髓，则药力难及矣。如此则医家治病，正宜用药抵截散补，防其深固而不可救也。又尝须保护胃气。举斯为例，余可效此。

【点评】序例下，针对当时诊治妇人之病，常居奥室、帏幔之内，复以帛幪手臂，既不能行望色之神，又不能殚切脉之巧，强调四诊合参的重要性。并例举七宗案例，或根据病情变化连续变通巧用仲景小柴胡汤、小柴胡汤加桂枝干姜汤、抵当丸、调胃承气汤、大陷胸丸和竹叶汤而获效；或用仲景小续命汤灵活化裁治疗不同病症，以示随证加减之妙。这些案例，在当今也有一定的示范和启迪作用。

---

① 《删繁》：全称《删繁本草》，唐润州医博士兼节度随军杨损之撰。

本草衍义卷之四

玉泉

《经》云：生蓝田山谷①。采无时。今蓝田山谷无玉泉。泉水，古今不言采。又曰：服五斤。古今方，水不言斤。又曰：一名玉札。如此则不知定是何物。诸家所解，更不言泉，但为玉立文。陶隐居虽曰可消之为水，故名玉泉。诚如是，则当言玉水，亦不当言玉泉也。盖泉具流布之义，别之则无所不通。《易》又曰：山下出泉蒙，如此则诚非止水，终未臻厥理。

今详"泉"字乃是"浆"字，于义方允。浆中既有玉，故曰服五斤。去古既远，亦文字脱误也。采玉为浆，断无疑焉。且如《书》篇尚多亡逸，况《本草》又在唐尧之上，理亦无怪。谓如"蛇含"，《本草》误为"蛇全"。"唐本注"云："全"字乃是"合"字，陶见误本改为"含"，尚如此不定。后有"铁浆"，其义同此。又，《道藏经》有"金饭②玉浆"之文，唐李商隐有"琼浆未饮结成冰"之诗，是知玉诚可以为浆。又荆门军界有玉泉寺，中有泉，与寻常泉水无异，亦不能治病。寺中日用此水。又西洛有万安山，山腹间有寺曰玉泉。尝两登是山，质玉泉之疑，寺僧皆懵不能答。寺前有泉一派，供寺中用。泉窦皆青石，与诸井水无异。若按别本注：玉泉，玉之泉液也，以仙室玉池中者为上。如此则举世不能得，亦漫立此名，故知别本所注为不可取。又有燕玉出燕北，体柔脆，如油和粉色，不入

---

① 生蓝田山谷：此为《别录》文。
② 饭：原作"飰"。《玉篇》：飰，俗饭字。据改。下同。

药，当附于此。

【点评】玉泉乃玉浆之辨，引据充分，论之成理。《纲目》赞曰：玉泉作玉浆甚是。但玉泉甚少入药，道家服饵偶用。

丹砂

今人谓之朱砂。辰州朱砂，多出蛮峒。锦州界猺獠峒老鸦井，其井深广数十丈，先聚薪于井，满则纵火焚之。其青石壁迸裂处，即有小龛，龛中自有白石床。其石如玉，床上乃生丹砂。小者如箭镞，大者如芙蓉，其光明可鉴，研之鲜红。砂泪①床，大者重七八两，至十两者，晃州亦有。形如箭镞、带石者，得自土中，非此之比也。此物镇养心神，但宜生使。炼服，少有不作疾者，亦不减硫黄辈。又，一医流服伏火者数粒，一旦大热，数夕而毙。李善胜尝炼朱砂为丹，经岁余，沐浴再入鼎，误遗下一块，其徒丸服之，遂发懵冒，一夕而毙。其生朱砂，初生儿便可服，因火力所变，遂能杀人，可不谨也。

【点评】传统名方朱砂安神丸、定志丸、紫雪、至宝丹、安宫牛黄丸等均配伍朱砂，说明朱砂宁心安神之功显著。朱砂有毒，内服需水飞入丸剂。所含主要为硫化汞（HgS），在空气中燃烧生成 $SO_2 + Hg$，毒性增强，寇氏所谓"火力所变，遂能杀人"，颇有道理。朱砂口服后，在多个脏器组织均有分布，并随服药次数增加，汞含量逐渐增大，尤以肾、肝蓄积最著。故内服不得超过《中国药典》规定剂量和持续服用。

① 泪（jì济）：浸润。

空青

功长于治眼。仁庙朝，尝诏御药院，须中空有水者，将赐近戚，久而方得。其杨梅青，治翳极有功。中亦或有水者，其用与空青同，第有优劣耳。今信州穴山而取，世谓之杨梅青，极难得。

【点评】古代空青主要用治眼疾，如内障眼、目翳、目青盲、目昏暗、目赤烂等，此外还用于瘰疬瘘、狼瘘和蛴螬瘘诸瘘。现今已不使用。

绿青

即石碌是也。其石黑绿色者佳，大者刻为物形，或作器用。又同硇砂，作吐风涎药，验则验矣，亦损心肺。

【点评】《别录》收录。古代主要用于急慢惊风、风痰和痫疾，但复方中仅有少许配伍应用。现今已不使用。

云母

古虽有服炼法，今人服者至少，谨之至也。市廛①多折花朵以售之。今惟合云母膏，治一切痈毒疮等，惠民局②别有法。

【点评】乃古代服饵、辟谷方常用之品。治疗疮疡和大风癞疾，有少许古方配伍云母粉使用；个别配伍用于风湿痹、崩漏和诸疟。现今很少使用。

---

① 廛（chán 缠）：卖东西的店铺。
② 惠民局：是宋代官府设立的掌管医药之事的机构。

石钟乳

萧炳[1]云：如蝉翼爪甲者为上，如鹅管者下。《经》既言乳，今复不取乳，此何义也？盖乳取其性下，不用如雁齿者，谓如乌头、附子不用尖角之义同。但明白光润轻松，色如炼消石者佳。服炼别有法。

【点评】钟乳粉古代研炼服饵者常用。作为平补之剂，诸如肾虚、虚损、虚劳羸瘦等多有配伍。尚有不少古方合用治疗产后乳汁不下，当今对此虽有认识，但经用甚少。确认钟乳粉通乳，乃取象思维，尚需予以验证。

朴消

是初采扫得，一煎而成者，未经再炼治，故曰朴消。其味酷涩，所以力坚急而不和，可以熟生牛马皮，及治金银有伪。葛洪治食鲙不化，取此以荡逐之。腊月中以新瓦罐满注热水，用朴消二升投汤中，搅散，挂北檐下，俟消渗出罐外，羽收之。以人乳汁调半钱，扫一切风热毒气攻注目睑[2]，外及发于头面、四支[3]肿痛，应手神验。

【点评】寇氏出此验方，治疗风热毒气攻眼及头面四肢肿痛，以彰显朴消主要用途。概括说来，以攻逐邪热结实为务。诸如喉痹、诸热、丹毒、痈疽、大便秘结、口疮、烫火疮等，皆可取用。

---

① 萧炳：唐兰陵处士，著有《四声本草》。
② 睑：原作"脸"，据柯本、商本、《证类》及文义改。
③ 支：通"肢"。

芒消

《经》云：生于朴消①。乃是朴消以水淋汁，澄清，再经熬炼减半，倾木盆中，经宿，遂结芒有廉棱者。故其性和缓，古今多用以治伤寒。

【点评】《别录》收录，为朴消炼制品。其功用与朴消相近，药性和缓，后世多用芒消而不用朴消。凡三焦实热、湿热蕴结、热结便秘、疮疡痈疽，伤寒、时气等所致诸热，均可用之，并治月水不调。

消石

是再煎炼时已，取讫芒消凝结在下如石者。精英既去，但余滓而已。故功力亦缓，惟能发烟火。"唐本注"：盖以能消化诸石，故名消石。煎柳枝汤煮三周时，即伏火，汤耗，即又添柳枝汤。

【点评】《本经》首载，因《别录》称：消石"一名芒消"，朴消条下《别录》文也称：朴消"一名消石"，《唐本草》《衍义》爰依从此说，故古代消石常与朴消、芒消混同。《纲目》详审，云"煎炼入盆，凝结在下，粗朴者为朴消，在上有芒者为芒消，有牙者为马牙消"，遂将朴消、芒消和马牙消来源相同的三药区别开来。显然与消石没有任何关系。须知，芒消主要含硫酸钠（$Na_2SO_4 \cdot 10H_2O$），尚含食盐、硫酸钙和硫酸镁等杂质；而消石主要含硝酸钾。消石现已不作药用。

英消

是消之精英者。其味甘，即马牙消也。别有法，炼治而成。由其

---

① 生于朴消：此为《别录》文。

煎炼，故其味亦别。治五脏积热。然四物①本出于一物。由此煎炼，故分出精粗，所以其用亦不相远。

【点评】古方中常以马牙消相称。马牙消为《嘉祐本草》补入，功用与朴消、芒消相近。

矾石

今坊州矾务，以野火烧过石，取以煎矾。色惟白，不逮晋州者。皆不可多服，损心肺，却水故也。水化书纸上，才干，水不能濡，故知其性却水。治涎药多须者，用此意尔。火枯为粉，贴嵌甲。牙缝中血出如衄者，贴之亦愈。

【点评】今称白矾。所谓"治涎药多须"，指治诸痫、中风诸方多合用之。《本事方》白金丸、《圣济总录》稀涎散之类是也。除齿衄外，尚用于风瘙瘾疹、疥癣、恶疮、痈疽、喉痹、水火烫伤、鼻中息肉、泄痢、衄血、损伤出血诸疾。

滑石

今谓之画石，以其软滑可写画。淋家多用。若暴得吐逆不下食，以生细末二钱匕，温水服，仍急以热面半盏，押定。

【点评】所谓"淋家多用"，从古代含滑石复方广泛用于小便不通、小便淋秘、小便赤涩、淋沥、血淋、沙石淋、热淋、淋秘、卒淋、子淋、膏淋、气淋等，可确信利水通淋为其主要功能。此外，尚可清热解暑，治疗中暑、暑湿感冒、暑日吐泻等。

---

① 四物：指朴消、芒消、消石和英消。

紫石英

明澈如水精，其色紫而不匀。张仲景治风热瘦疭及惊痫瘦疭风引汤：紫石英、白石英、寒水石、石膏、干姜、大黄、龙齿、牡蛎、甘草、滑石等分，混合哎五汝切咀子与切。以水一升，煎去三分，食后量多少温呷，不用滓，服之无不效者。

【点评】风引汤原方十二味，能"除热、瘫、痫"。本方所列十药，无桂枝、赤石脂、白石脂三种，多白石英一种。古时尚用于惊悸、风惊悸、心虚、心虚惊悸、虚劳惊悸、惊痫、惊风等精神神经病变。古代研炼服饵常用本品。现今用之较少。

白石英

状如紫石英，但差，大而六棱白色，如水精。紫白二石英，当攻疾，可暂煮汁用，未闻久服之益。张仲景之意，只令哎咀，不为细末者，岂无意焉。其久服，更宜详审。

【点评】古时研炼服饵常用本品。强调"其久服，更宜详审"，对于服食滥用具有一定警示意义。曾治肺虚、咳嗽、久嗽，以及中风、肾虚诸病证。现今很少使用。

赤石脂

今四方皆有，以舌试之，粘着者为佳。有人病大肠寒滑，小便精出，诸热药服及一斗二升，未甚效。后有人教服赤石脂、干姜各一两，胡椒半两，同为末，醋糊丸如梧桐子大，空心及饭前米饮下五七十丸。终四剂，遂愈。

【点评】《本经》首载五色石脂，《别录》拆分为青石脂、赤石脂、黄石脂、白石脂和黑石脂。古时赤石脂主要用于崩漏、月水不断、月水不调、赤白带下等妇科疾病，各种泄泻、下痢则不分寒热、新久皆有用之。仲景乌头赤石脂丸则另合蜀椒、附子和干姜取治"心痛彻背，背痛彻心"者。

白石脂

有初生未满月小儿，多啼叫，致脐中血出，以白石脂细末贴之，即愈。未愈，微微炒过，放冷再贴，仍不得剥揭。

【点评】《别录》确定五色石脂的各自功用，虽然互有异同，但考古代具体应用，白石脂与赤石脂大体相近。究其原因，受五行学说影响，五色合五脏，故功用有所区别。诸如五参、五芝也有类似情况。另外，本品亦为服食、辟谷所常用。现今用之较少。

石中黄子

此"子"字误也，"子"当作"水"，况当条自言未成余粮黄浊水，焉得却名之子也？若言未干者，亦不得谓之子也。"子"字乃"水"字无疑。又曰太一余粮者，则是兼石言之者也。今医家用石中黄，只石中干者及细末者，即便是。若用禹余粮石，即用其壳。故本条言一名石脑，须火烧醋淬。如此即是石中黄水为一等，石中黄为一等，太一余粮为一等，断无疑焉。

【点评】《唐本草》增补。石中黄子乃石中黄水之辨，言之成理。然古方仅有石中黄入药者，未见石中黄子之名。

婆娑石

今则转为摩娑石，如淡色石绿间微有金星者佳，磨之色如淡乳汁，其味淡。又有豆斑①石，亦如此石，但于石上有黑斑点，无金星。

【点评】《开宝本草》收载。仅有极少古方合用治疗外障、血灌瞳仁、诸痔和伤折腹中瘀血。现今很少使用。

无名异

今《图经》曰：《本经》云，味甘平，治金疮折伤，生肌肉。今云味咸寒，消肿毒痈肿，与《本经》所说不同，疑别是一种。今详②上文三十六字未审，今云字下，即不知是何处云也。

【点评】《开宝本草》收载，所谓《本经》云："味甘平，治主金疮，折伤内损，生肌肉"，系误引所致。本品古时主治疮疡和跌打损伤。现今用之甚少。

菩萨石

出峨嵋山中，如水精明澈，日中照出五色光，如峨嵋普贤菩萨圆光，因以名之，今医家鲜用。

【点评】《嘉祐本草》补入。仅见零星古方用治月水不通、痛疽、小便淋秘、伤折腹中瘀血、风肿和痫。所述"今医家鲜用"属实，当今亦不经用。

---

① 斑：原作"班"，班、斑通假。据商本、《证类》改。
② 今详：在《嘉祐本草》中，凡"《开宝本草》考据传记者"曰"今详"。

本草衍义卷之五

金屑

不曰金而更加屑字者，是已经磨屑可用之义，如玉浆之义同。二经不解屑为未尽，盖须烹炼锻屑为薄，方可研屑入药。陶隐居云：凡用银屑，以水银和成泥。若非锻屑成薄，焉能以水银和成泥也？独不言金屑，亦其阙也。生金有毒，至于杀人，仍为难解。有中其毒者，惟鹧鸪肉可解，若不经锻屑，则不可用。颗块金即穴山，或至百十尺，见伴金石，其石褐色，一头如火烧黑之状，此定见金也。其金色深赤黄。麸金即在江沙水中，淘汰而得，其色浅黄。此等皆是生金也，得之皆当销炼。麸金耗折少，块金耗折多。入药当用块金，色既深则金气足。余更防罨制成及点化者，如此，焉得更有造化之气也。若本朝张永德，字抱一，并州人。五代为潞帅，淳化二年改并州。初寓睢阳，有书生邻居卧病，永德疗之，获愈。生一日就永德求汞伍两。即置鼎中，煮成中金。永德恳求药法，生曰：君当贵，吾不吝此，虑损君福。锻工毕升言：祥符年，尝在禁中为方士王捷锻金。以铁为金，凡百余两为一饼，辐解为八段，谓之鸦觜①金。初自冶中出，色尚黑。由是言之，如此之类，乃是水银及铁，用药制成，非造化所成，功治焉得不差？殊如惠民局合紫雪用金，盖假其自然金气尔。然恶锡。又东南方金色深，西南方金色淡，亦土地所宜也，入药故不如色深者，然得余甘子则体柔，亦相感尔。

---

① 觜：通"嘴"。

【点评】本品古时研炼服饵者用之。复方为用甚少。但见中风、安胎、腋臭、附骨痈等偶用。现今不作药用。

银屑

金条中已解屑义。银本出于矿，须煎炼而成，故名熟银。所以于后别立生银条也。其用与熟银大同。世有术士，能以朱砂而成者，有铅汞而成者，有焦铜而成者，於①复更有造化之气，岂可更入药？既有此类，不可不区别。其生银即是不自矿中出，而特然自生者，又谓之老翁须，亦取像而言之耳。然银屑《经》言有毒②，生银《经》言无毒③，释者漏略不言。盖生银已生发于外，无蕴郁之气，故无毒。矿银尚蕴蓄于石中，郁结之气全未敷畅，故言有毒。亦恶锡。

【点评】《别录》收录。散见古方合用本品治疗诸血、惊悸、癫痫、中风、安胎、腋臭等。现今不作药用。

水银

入药虽各有法，极须审谨，有毒故也。妇人多服绝娠。今人治小儿惊热涎潮，往往多用。《经》中无一字及此，亦宜详谛。得铅则凝，得硫黄则结，并枣肉研之则散。别法煅为腻粉、粉霜，唾研毙虱。铜得之则明，灌尸中则令尸后腐。以金银铜铁置其上则浮，得紫河车则伏。唐韩愈云：太学博士李干，遇信安人方士柳贲，能烧水银为不死药。以铅满一鼎，按中为空，实以水银，盖封四际，烧为丹砂，服之下血。比四年，病益急，乃死。余不知服食说自何世起，杀人不可计，而世慕尚之益至。

---

① 於：商本作"乌"，《证类》作"不"，与义皆通。

② 银屑《经》言有毒：《别录》收载银屑，不存在"《经》言有毒"之说。

③ 无毒：此为《别录》文。

此其惑也。在文书所记，及耳闻传者不说，今直取目见，亲与之游，而以药败者六七公，以为世诫。工部尚书归登自说：既服水银得病，若有烧铁杖，自颠贯其下，摧而为火，射窍节以出，狂痛号呼，乞绝。其茵席得水银，发且止，唾血，十数年以毙。殿中御史李虚中，疽发其背死。刑部尚书李逊谓余曰：我为药误。遂死。刑部侍郎李建，一旦无病死。工部尚书孟简邀我于万州，屏人曰：我得秘药，不可独，不死。今遗子一器，可用枣肉为丸服之。别一年而病。后有人至，讯之。曰：前所服药误，方且下之，下则平矣。病二岁卒。东川节度御史大夫卢坦溺血，肉痛不可忍，乞死。金吾将军李道古，以柳贲得罪，食贲药，五十死海上。此可为诫者也。蕲[①]不死，乃速得死，谓之智，可不可也？五谷三牲，盐醯果蔬，人所常御，人相厚勉，必曰强食。今惑者皆曰五谷令人夭，当务减节，临死乃悔。呜呼，哀也已！今有水银烧成丹砂，医人不晓，研为药衣，或入药中，岂不违误，可不谨哉！

【点评】寇氏以研炼水银服之毙命之实例，痛斥服食说"杀人不可计"，并指出"妇人多服绝娠"，言之凿凿。尚需指出，古代丸剂有朱砂为衣习俗，历代方书多有记述。一则色红，包衣在外有避恶、避秽用意；二则有一定防腐作用，便于储藏。寇氏对此大声疾呼："医人不晓，研为药衣，或入药中，岂不违误，可不谨哉！"体现了科学求实精神。含水银古方中，仅有《危氏方》金永灵丹用于卒中风，《三因方》大救生丸治疗消渴，《太平圣惠方》硫黄散治乌癞。至于"今有水银烧成丹砂"，因果颠倒，显然不妥。

水银粉

下涎药，并小儿涎潮、瘰疬多用。然不可常服及过多，多则其损兼行。若兼惊，则尤须审谨。盖惊为心气不足，不可下，下之里虚，

---

① 蕲(qí齐)：通"祈"，求也。

惊气入心不可治。若其人本虚，便须禁此一物，谨之至也。

【点评】古代以水银粉入药并不少见。除丹药外，主要用于惊风、中风、惊痫、破伤风等涎潮、抽搐、瘈疭病症，以及呕吐、疮疡、疥癣之类。本品有毒，寇氏告诫"不可常服及过多"，所言极是。现已很少入药。

雄黄

非金苗。今有金窟处无雄黄。金条中言金之所生，处处皆有雄黄，岂处处皆得也。别法，治蛇咬，焚之熏蛇远去。又武都者，镌磨成物形，终不免其臭。唐甄立言①仕为太常丞，有道人病心腹懑烦，弥二岁，诊曰：腹有蛊，误食发而然。令饵雄黄一剂，少选，吐一蛇如拇指②，无目，烧之有发气，乃愈。此杀毒蛊之验也。

【点评】雄黄主要含硫和砷，加热到一定程度后在空气中被氧化为剧毒成分三氧化二砷（AS_2O_3），即砒霜。本品古方多有配伍，入丸剂使用。侧重治疗中风、惊风、诸痫、破伤风、疥癣、疮疡、痛疽等。古法饵雄黄驱蛔，已不可取。当今，三氧化二砷已制成注射液，治疗慢性粒细胞白血病等，是将剧毒药研制成治疗重大疾病药品的成功范例。

雌黄

入药最稀，服石者宜审谛。治外功多，方士点化术多用，亦未闻

① 甄立言：甄权之弟，生于南朝梁大同十一年，卒于唐贞观年间。唐武德年间升太常丞，与兄甄权同以医术享誉当时。立言医术娴熟，精通本草。著有《本草音义》7卷、《本草药性》3卷、《本草集录》2卷、《古今录验方》50卷，均已散佚，部分佚文散见于《千金方》和《外台秘要》中。

② 指：原脱，据《证类》补。

其终始如何。画工或用之。

【点评】雌黄有毒，古方配伍雌黄，多用于恶疮、痈疽、疥癣、大风癫疾，确实"治外功多"。

石硫黄

今人用治下元虚冷，元气将绝，久患寒泄，脾胃虚弱，垂命欲尽，服之无不效。中病当便已，不可尽剂。世人盖知用而为福，不知用久为祸。此物损益兼行，若俱弃而不用，当仓卒之间，又可阙乎？或更以法制，拒火而又常服者，是亦弗思也。在《本经》则不言如此服食①，但专治妇人。不知者，往往更以酒服，其可得乎？或脏中久冷，服之先利。如病势危急，可加丸数服，少则不效。仍加附子、干姜、桂。

【点评】石硫黄又称硫黄，主要含硫(S)，夹杂砷(AS)、硒(Se)、碲(Te)等，性大热有毒。功擅补火壮阳，温脾散寒，治疗痼冷、心腹腰膝冷痛、寒泄、久泻久痢、带下；及阳痿、遗精之属命门火衰者。又善外治疥癣、恶疮、阴蚀、痔漏、阴疽。内服多入丸、散。

阳起石

如狼牙者佳。其外色不白，如姜石。其大块者，亦内白。治男子、妇人下部虚冷，肾气乏绝，子脏久寒，须水飞研用。凡石药冷热皆有毒，正宜斟酌。

---

① 食：《证类》同，商本作"良"。

【点评】阳起石长于补壮元阳、温暖下元，古时主要用于肾脏虚冷、命火不足所致癫冷、阳痿、崩漏诸疾，以及子脏虚寒而致无子。

凝水石

又谓之寒水石，纹理通彻①，人或磨刻为枕，以备暑月之用。入药须烧过，或市人烧入腻粉中以乱真，不可不察也。陶隐居言：夏月能为冰者佳。如此则举世不能得，似乎失言。

【点评】凝水石为硫酸盐类矿物，可提炼出石膏，却不能直接称石膏。功用与石膏相近。

石膏

二书纷辨不决，未悉厥理。详《本经》元无方解石之文②，止③缘"唐本注"石膏、方解石大体相似。因此一说，后人遂惑。《经》曰：生齐山山谷，及齐卢山、鲁蒙山。采无时④，即知他处者为非。今《图经》中又以汾州者编入，前后人都不详。《经》中所言细理白泽者良，故知不如是，则非石膏也。下有理石条中，《经》云：如石膏顺理而细⑤，又可明矣。今之所言，石膏、方解石二者，何等有顺理细纹又白泽者。有是，则石膏也；无是，则非石膏也。仍须是《经》中所言州土者，方可入药，余皆偏⑥见，可略不取。仲景白虎汤中，服

---

① 彻：商本、《证类》作"澈"。

② 文：原脱，据《证类》补。柯本、商本作"说"。

③ 止：通"只"；柯本、商本作"正"。

④ 生齐山山谷，及齐卢山、鲁蒙山。采无时：此为《别录》文。

⑤ 顺理而细：此为《别录》文。

⑥ 偏：原作"徧"，商本同，据《证类》改。

之如神。新校正仲景《伤寒论》后，言四月已后，天气热时，用白虎者是也。然四方气候不齐，又岁中气运不一，方所既异，虽其说甚雅，当此之时，亦宜两审。若伤寒热病，或大汗后，脉洪大，口舌燥，头痛，大渴不已；或着暑热，身痛倦怠，白虎汤服之无不效。

【点评】石膏主要含水合硫酸钙($CaSO_4 \cdot 2H_2O$)，方解石主要含碳酸钙($CaCO_3$)，无色或白色，若夹杂 Fe、Mn、Cu 等元素则呈现浅黄、浅红、紫和褐黑色。是知两者不同，寇氏予以甄别是正确的。石膏除治疗伤寒、温病或时气见白虎汤证外，还治疗中风、发狂、发斑、头痛、牙痛、口舌生疮等。煅用治疗痈疽、疮疡溃不收口，烫火伤。

磁石

色轻紫，石上皲涩，可吸连针铁，俗谓之燫铁石。养益肾气，补填精髓，肾虚耳聋、目昏皆用之。入药，须烧赤醋淬。其元犯圣祖讳[①]石，即磁石之黑色者也。多滑净。其治体大同小异，不可分而为二也。磨针锋则能指南，然常偏东不全南也。其法取新纩中独缕，以半芥子许蜡，缀于针腰，无风处垂之，则针常指南。以针横贯灯心，浮水上，亦指南，然常偏丙位。盖丙为大火，庚辛金受其制，故如是，物理相感尔。

【点评】在古代，磁石作为补肾填精之剂，主要用于耳聋、耳鸣和目昏暗，发挥聪耳明目之功。由寇氏所言和古代含磁石复方主治病症可以确认这一点。当今则以平肝潜阳、镇惊安神为重，用于肝肾不足、虚阳上亢之眩晕，以及惊悸、失眠等。

---

① 元犯圣祖讳：元，商本、《证类》作"玄"；"犯圣祖讳"，他本无。

理石

如长石，但理石如石膏，顺理而细，其非顺理而细者为长石，治疗亦不相辽。

【点评】理石为硫酸盐类石膏族矿物石膏$[Ca(SO_4)·2H_2O]$与硬石膏$[Ca(SO_4)]$的集合体，属清热药，用于身热，心烦，痿痹，消渴等。古方很少伍用，可见《千金方》麦门冬散配伍理石治疗产后乳无汁者。

铁矿

于矿中炼出者，谓之**生铁**。**铁落** 断而落者也。**鑐**音柔**铁** 炒成熟铁也。**钢铁** 炼铁去滓者也[①]。**铁精** **针沙** **铁浆** 以上七等，取汁，各依《经》用。**铁华粉** **铁粉** 以上二等，烧煅取。**马啣** **秤锤** **车辖** **杵** **锯** 以上五等，特以其意使之耳。其生铁既自火中炼石而出，世谓之生铁。亦如炒脂麻取油，谓之生油，其义亦同，白油麻条中已著。铁粉，以生姜汁调擦眉上，生眉毛。钢铁，今用柔铁屈盘，乃以生铁陷其间，泥封炼之，煅令相入，谓之团钢，又曰灌钢。此盖草创之钢，亦不免伪也。盖生铁之坚，及三四炼，则生铁亦自熟，却是柔铁，而天下莫以为非。磁州炼坊，方识真钢。凡铁之有钢，如面之有筋，灌洗、揉面既尽，筋乃见，炼钢亦然。恒[②]取精铁一百余斤，每煅一火，称之遂轻。累煅称之，至于不减耗，此则纯钢也。实铁之精纯者，虽百炼不耗矣。其色清明，磨莹之，则黯黯而清且黑。亦有炼之尽，全无钢者，系地之所产精粗尔。前所谓铁精

---

① 钢铁　炼铁去滓者也：原脱，据柯本、《证类》、商本、颜本补。
② 恒：柯本作"但"。

者，其说有二：陶隐居言出煅灶中，如尘，紫色，轻者为佳，亦以摩莹铜器用之。《日华子》又云：犁镵尖浸水，名为铁精。本条既言化铜，则隐居所说是。盖煅灶中尘紫摩铜则明，浸犁镵尖水非是。

【点评】公元前6世纪前后，我国就发明了生铁冶炼技术，故而铁、铁器和铁的化合物作为矿物药使用的历史也比较悠久，但入药用较少。少数古方配伍用于消渴、惊痫、惊风、疮疡和乌发。当今很少直接入药。

食盐

《素问》曰：咸走血。故东方食鱼盐之人多黑色，走血之验，故可知矣。病嗽及水者，宜全禁之。北狄用以淹尸，取其不坏也。至今如此。若中蚯蚓毒，当以盐洗沃，亦宜汤化饮汁。其烧剥金银，镕汁作药，仍须解州池盐为佳。齿缝中多血出，常以盐汤漱①，即已。益齿走血之验也。

【点评】食盐是药食两用之品。其味咸，走血，与五脏之肾相通。故有药物盐炙或盐汤送服，引药入病所之说。《别录》以其"杀鬼蛊邪疰，毒气，下部蜃疮，伤寒，寒热吐，胸中痰癖，止心腹卒痛，坚肌骨"。仅稍许古方配伍食盐，主治耳聋、诸痔、五淋、伤寒、咽喉肿痛、目赤痛等。

太阴元②精石

合他药，涂大风疾。别有法，阴证伤寒，指甲、面色青黑，六脉

---

① 漱：商本、《证类》作"嗽"。
② 元：通"玄"，商本、《证类》作"玄"。因避宋始祖赵玄朗讳，而改"玄"为"元"。

沉细而疾；心下胀满、结硬，躁渴，虚汗不止，或时狂言，四肢逆冷，咽喉不利，腹疼，亦须佐他药兼之。《图经本草》已有法，惟出解州者良。

【点评】《开宝本草》以太阴玄精收载。主要为含水硫酸钙，尚含铁、钠等。寇氏所述主治全备，但取用当需详审。一则阴证伤寒反见六脉沉细而疾；二来心下胀满、结硬、躁渴、狂言、咽喉不利等反现四肢逆冷，本药治阴治阳，抑或阴阳兼取，尚待明确。若"佐他药兼之"，又当别论。检验诸本草方剂，本药当属清热降火之剂，古时用于目赤翳障、咽喉肿痛、舌肿重舌、伤寒、中暑等。当今很少入药。

密陀僧

坚重，椎破如金色者佳。

【点评】密陀僧是铅的氧化物矿物（PbO），工于消肿杀虫，收敛防腐。侧重外用。治疗腋臭、恶疮、发背、痔疮、口疮、面粉渣、面皯疱、瘢痕、瘰疬、杖疮、金刃伤和眼疾等。虽有坠痰镇惊之用，因其含铅有毒，口服当慎。

桃花石

有赤、白两等。有赤地、淡白点如桃花片者。有淡白地、有淡赤点如桃花片者。人往往镌磨为器用，今人亦罕服食。

【点评】《纲目》曰：此即赤白石脂之不粘舌、坚而有花点者，非别一物也。故其气味功用皆同石脂。昔张仲景治痢用赤石脂名桃花汤，《和剂局方》治冷痢有桃花。此说可资参酌。现已少入药用。

花乳石

其色如硫黄，《本经》第五卷①中已著。今出陕、华间，于黄石中间有淡白点，以此得花之名。今惠民局花乳石散者是此物。陕人又能镌为器。《图经》第二卷中，易其名为花蕊石，是却取其色黄也。更无花乳之名，虑岁久为世所惑，故书之。

【点评】又称花蕊石，为变质岩类含蛇纹石大理岩的矿石，主含碳酸钙及含水硅酸镁。功善活血止血，用于吐血、咯血、衄血、便血、崩漏、外伤出血等多种出血。如《和剂局方》的花蕊石散等。

珊瑚

治翳目，今人用为点眼箸。有一等红油色，有细纵纹可爱。又一种如铅丹色，无纵纹为下。入药用红油色者。尝见一本高尺许，两枝直上，分十余歧，将至其颠，则交合连理，仍红润有纵纹，亦一异也。波斯国海中，有珊瑚洲。海人乘大舶，堕铁网水底。珊瑚初生磐石上，白如菌，一岁而黄，三岁赤，枝干交错，高三四尺。铁发其根，系网舶上，绞而出之。失时不取则腐。

【点评】珊瑚是珊瑚虫的分泌物形成的外壳，形态多呈树枝状，上有纵条纹，颜色艳美，可做饰品，并有很高药用价值。能祛翳明目，安神镇惊，敛疮止血。主治目生翳障、吐衄、惊痫、烧烫

---

① 《本经》第五卷：《本经》卷数旧有两说，一是《本草经集注》陶序称："今之所存，有此四卷，是其《本经》"；二是《唐本草》注云："唯梁《七录》有《神农本草》三卷"。寇氏编撰《衍义》时，《本经》早已亡佚，故五卷说失据。花乳石为《嘉祐本草》新定，非《本经》药物。

伤。古时采集困难，现代则因海洋环境保护，故均很少入药。

马脑

非石、非玉，自是一类。有红、白、黑色三种，亦有其纹如缠丝者。出西裔者佳。彼土人以小者碾为好玩之物，大者碾为器。今古方入药，绝可用。此物西方甚重，故《佛经》多言之。其马口吐出，既知谬言，不合编入。

【点评】又称玛瑙，主要含二氧化硅（SiO_2），可作宝石、首饰和药用。研末点眼，治目生障翳。

石花

白色，圆如覆大马杓，上有百十枝，每枝各槎牙①分歧如鹿角，上有细纹起。以指撩之，铮铮然有声。此石花也，多生海中石上，世亦难得。家中自有一本，后又于大相国宫中见一本，其体甚脆，不禁触击。本条所注皆非。

【点评】《唐本草》增补，须"酒渍服。主腰脚风冷"。《证类》卷四石花条下，寇氏所述与其前"唐本注""臣禹锡等谨按日华子"和《图经》所述迥异。后三者所云均指溶洞中石钟乳滴下凝结者，寇氏之石花，"多生海中石上"，而非溶洞里。因而所述不应同条。然寇氏所云究竟为何物？终未道明。本草有石花之名者近十种，除海浮石外，均为植物药，故推测此石花当为海浮石。海浮石又称海石、浮石、浮海石等，有火山岩矿物（浮石）与胞

---

① 槎牙：亦作"槎桠"。错杂、参差不齐的样子；又指枝叉。"槎丫""槎枒"，本指树枝的分叉，也指怪石歧出的状态。

孔科动物脊突苔虫、瘤苔虫等的骨骼(石花)两类。因其比重小，能浮于水，故名。药用清肺化痰，软坚散结。治疗痰热喘嗽、瘿瘤、瘰疬等。古方则配伍浮石或海浮石治疗崩漏、消渴、牙宣齿痛、疔疮等。

石蟹

直是今之生蟹，更无异处，但有泥与粗石相着。凡用，须去其泥并粗石，止用蟹，磨合他药点目中，须水飞。

【点评】《开宝本草》收载，"主青盲、目淫肤翳及疔翳、漆疮"。历代本草用之，疗青盲、目淫肤翳、漆疮，凉解一切药毒并蛊毒，催生落胎，疗产后血晕，消痈，治天行热疾。现今用之较少。

石蛇

《本经》不收，始自《开宝本草》添附。其色如古墙上土，盘结如粗①梨大，中空，两头巨细，一等无盖，不与石蟹同类。蟹则真蟹也，蛇非真蛇，今人用之绝少。

【点评】《本草图经》认为，石蛇"大抵与石蟹同类，功用亦相近"，寇氏虽有异议，但未明确其用。古方中难得一见。古今用之绝少。

① 粗：商本作"楂"。

本草衍义卷之六

青琅玕

《书》曰：三危既宅。三危，西裔之山也，厥贡惟球琳琅玕。孔颖达①以谓琅玕石似玉。《新书》亦谓三苗、西戎。《西域记》云：天竺国正出此物。陶隐居谓为木②，名大丹名。既是大丹名，则《本经》岂可更言煮炼服之。又曰：可化为丹。陶不合远引，非此琅玕也。"唐本注"云：是琉璃之类。且琉璃火成之物，琅玕又非火成。《经》曰：生蜀郡平泽③。安得同类言之，其说愈远。且《佛经》所谓琉璃者，正如鬼谷珠之类，乃火成之物也，今人绝不见用。

【点评】《本经》首载，"主身痒、火疮、痈伤、疥瘙、死肌"。寇氏引诸家之论，终未明确本药来自何处？当为何物？"唐本注"云："琅玕乃有数种""琅玕五色，以青者入药为胜"。《本草图经》指出："今秘书中有异鱼图，载琅玕青色生海中，云海人于海底以网挂得之，初出水红色，久而青黑，枝柯似珊瑚，而上有乳窍如虫蛀，击之有金石之声，乃与珊瑚相类。"如此，此青琅玕当由珊瑚科动物鹿角珊瑚群体的骨骼所形成。本品主要含碳酸钙。能祛风止痒，解毒行瘀。治疗皮肤瘙痒、白秃、痈疡、产后

① 孔颖达：字冲远，公元 574～648 年，孔子嫡孙，大经学家，著有《五经正义》。
② 木：原作"未"，据柯本、商本、《证类》改。
③ 生蜀郡平泽：为《别录》文，非《本经》文。

瘀血内停、石淋。

礜石并特生礜石

《博物志》及陶隐居皆言，此二石鹳取之以壅卵，如此则是一物也。隐居又言：仙经不云特生，则止是前白礜石。今"补注"但随文解义，不见特生之意。盖二条止是一物，但以特生不特生为异耳。所谓特生者，不附着他石为特耳。今用者绝少，惟两字礜石入药，然极须谨用，其毒至甚。及至论鹳巢中者，又却从谬说。鹳巢中皆无此石，乃曰：鹳常入水，冷，故取以壅卵。如此则鸬鹚、雁、鹜之类，皆食于水，亦自繁息生化，复不用此二石。其说往往取俗士之言，未尝究其实而穷其理也。尝官于顺安军，亲检鹳巢，率无石。矧礜石焉得处处有之。然治久积及久病胸腹冷有功，直须谨用，盖其毒不可当。

【点评】礜石《本经》首载，《别录》另立特生礜石条。寇氏认为："所谓特生者，不附着他石为特耳"，故确认礜石与特生礜石为一物。再从两药功用相差无几，似可证明两药合并是有道理的。此为大热大毒之剂，当今临床用之甚少。

代赭

方士炉火中多用，丁头、光泽、坚实、赤紫色者佳。**白垩** 即白善土，京师谓之白土子。方寸许切成段，鬻于市，人得以浣衣。今人合王瓜，等分为末，汤点二钱服，治头痛。**赤土** 今公府用以饰橡柱者。水调细末一二钱服，以治风疹。

【点评】将代赭、白垩和赤土合为一条，不知何意。代赭为三方晶系矿物赤铁，主要含三氧化二铁（Fe_2O_3）；白垩为方解石变种，主要含碳酸钙（$CaCO_3$）和氧化钙（CaO），常含有锰和铁；赤土原附代赭条下，两药图示差异较大。代赭古时多用于惊风、诸痛、月水不调、崩漏、产后恶露不绝、小儿疳疾等，当今凡肝阳上亢之头痛、眩晕，血热出血均取用之；白垩入方较少，用于崩漏、带下、水泻等；赤土则配伍用于风瘙瘾疹、酒齄鼻、口疮、催生等。

大盐

新者不苦，久则咸苦。今解州盐池所出者，皆成斗子，其形大小不等，久亦苦。海水煎成者，但味和，二盐互有得失。入药及金银作，多用大盐及解盐。傍海之人多黑色，盖日食鱼盐，此走血之验也。齿缝中血出，盐汤漱①之，及接药入肾，北房以盐淹尸，使不腐。

【点评】《本经》首载，仅云："令人吐"，《别录》补充"主肠胃结热、喘逆、胸中病"。我国食盐有海盐、湖盐、岩盐（盐矿）和井盐数种。大盐相当于早年食用之大粒盐。

戎盐

成垛，裁之如枕，细白，味甘咸，亦功在却血。入肾，治目中瘀赤、涩昏。

【点评】《本经》首载，"主明目、目痛，益气坚肌骨，去毒蛊"。本草书中，盐有白盐、食盐、黑盐、柔盐、赤盐、驳盐、

---

① 漱：原作"嗽"，商本、《证类》同，据前文及文义改。

臭盐、马齿盐等数种。陶弘景认为：柔盐疑似戎盐；《别录》云：戎盐一名胡盐。而胡盐生胡盐山及西羌北地等多地，是知不是海盐。因来源、产地、形态、质地和色泽不同，历代盐之称呼各异。包括《衍义》在内的历代本草均未能详审。古时取其治目痛、蛊毒、心腹痛、尿血、吐血、齿䘌；含其古方尚治瘕聚和疮毒。

铅丹

本谓之黄丹，化铅而成。别有法，"唐本注"：炒锡作。然《经》称铅丹，则炒锡之说误矣，亦不为难辨。盖锡则色黯暗，铅则明白，以此为异。治疟及久积皆用。

【点评】铅丹即四氧化三铅（Pb_3O_4），有毒。古时用于疮疡、目赤肿痛、癫痫、泄痢、消渴、诸痔、口疮、喉痹、汤火疮等。因能引起铅中毒，内服、外用均应审慎。

粉锡

胡粉也，又名定粉。止泄痢、积聚及久痢。

【点评】胡粉是人工制造出来的，为矿物铅加工制成的碱式碳酸铅[$2PbCO_3 \cdot Pb(OH)_2$]，有毒。可祛瘀止血、败毒、杀虫疗疮。古方配之，用于疮疡、疥癣、腋臭、痔瘘、口疮和下痢。

铅霜

《图经》已著其法，治上膈热，涩塞。涂木瓜失酸味，金克木也。

【点评】铅霜为铅加工制成，主要成分为醋酸铅[$Pb(C_2H_3O_2)_2 \cdot$

$3H_2O$]。主要用于惊风、诸痫、中风，另可治疗惊悸、心狂、口舌生疮、咽喉肿痛。取其坠痰镇惊、解毒敛疮作用。虽称无毒，但非久服常用之物。

古文钱

古铜焦赤，有毒，治目中瘴瘀、腐蚀坏肉。妇人横逆产、五淋多用。非特为有锡也，此说非是。今但取景王时大泉五十及宝货，秦半两，汉荚钱、大小五铢，吴大泉五百、大泉当千，宋四铢、二铢，及梁四柱，北齐常平五铢。尔后其品尚多，如此之类方可用。少时常自患暴赤目肿痛，数日不能开。客有教以生姜一块，洗净去皮，以古青铜钱刮取姜汁，就钱棱上点。初甚苦热，泪蔑①面。然终无损。后有患者，教如此点，往往疑惑。信士点之，无不获验。一点遂愈，更不可再作。有疮者不可用。

金牙

今方家绝不用。以此故，商客无利不贩卖，医者由是委而不用，兼所出惟蜀郡有之，盖亦不广也。余如《经》。

【点评】陶隐居称其"出蜀汉，似粗金，大如棋子。""唯合酒散及五痓丸，余方不甚须此。"古方确有治疗诸痓者。现已不用。

石灰

水调一盏，如稠粥，拣好糯米粒全者，半置灰中，半灰外。经

———————————

① 蔑(miè 灭)：通"蔑"，目不明也。

宿，灰中米色变如水精。若人手面上有黑魇子及纹刺，先微微以针头拨动，置少许如水精者于其上，经半日许，魇汁自出，剔去药不用，且不得着水，三二日愈。又取新硬石灰一合，以醋炒，调如泥，于患偏①风牵口㖞邪②人口唇上，不患处一边涂之，立便牵正。

【点评】古时多外用，配伍治疗金刃伤、金疮出血、腋臭、魇痣和恶疮等。

冬灰

诸家止解灰而不解冬，亦其阙也。诸灰一烘而成，惟冬灰，则经三四月方彻炉。灰既晓夕烧灼，其力得不全燥烈乎？而又体益重。今一爇③而成者体轻，盖火力劣，故不及冬灰耳。若古紧面少容方中，用九烧益母灰，盖取此义。如或诸方中用桑灰，自合依本法。既用冬灰，则须尔。"唐本注"云：冬灰本是藜灰，未知别有何说。又汤火灼，以饼炉中灰细罗，脂麻油调，羽扫，不得着水，仍避风。

【点评】寇氏重视冬灰之"冬"，旨在强调烧制季节时间，似乎符合《本经》冬灰入药本意，但并无实际意义。考桑灰、桑柴灰、藜灰、荻灰、灰苋灰等，并无特殊要求取冬季烧制者，作用却大同小异，均有祛魇痣、蚀黑子、诸疮恶肉的作用。其实，冬灰即今草木灰，主要成分为碳酸钾（强碱弱酸盐），早年取之浣洗衣物，洗涤油垢，即是此理。故不必过分计较烧制季节。尚需指出，有青蒿灰与诸灰明显不同，用于骨蒸、热劳、劳瘵、急

---

① 偏：原作"徧"，据《证类》改。
② 邪：通"斜"。《礼乐记·释文》：邪字又作"斜"。
③ 爇(ruò 若)：燃烧。

劳、诸疟、骨热诸病，未提治疗瘰疬，值得深入研究。

伏龙肝

妇人血露，蚕沙一两，炒伏龙肝半两，阿胶一两，同为末，温酒调，空肚服二三钱，以知为度。本条中有东壁土，陈藏器①云：取其东壁土，久干也。今详之：南壁土，亦向阳久干也，何不取？盖东壁常先得晓日烘炙。日者太阳真火，故治瘟疟。或曰：何不取午盛之时南壁土，而取日初出东壁土者，何也？火生之时，其气壮。故《素问》云：少火之气壮。及其当午之时，则壮火之气衰，故不取，实用此义。或曰：何以知日者太阳真火？以水精珠，或心凹铜鉴，向日射之，以艾承接其光聚处，火出，故知之。

[点评]陶隐居云：伏龙肝乃"灶中对釜月下黄土也"，又称灶中黄土。主要由硅酸（H_2SiO_3）、氧化铝（Al_2O_3）及三氧化二铁（Fe_2O_3）组成；尚含氧化钠（Na_2O），氧化钾（K_2O）、氧化镁（MgO）、氧化钙（CaO）、磷酸钙[$Ca_3(PO_4)_2$]等。用于崩漏、吐血、鼻衄等多种出血之属虚寒者。如张仲景黄土汤。东壁土古方用之甚少，用于脱肛和阴疮。现已不用。伏龙肝与东壁土合条，难得其意。

半天河水

一水也。然用水之义有数种，种各有理。如半天河水，在上，天泽水也。故治心病、鬼疰、狂、邪气、恶毒。**腊雪水** 大寒水也，故

---

① 陈藏器：唐代开元年间人，因《本经》虽有陶弘景、苏敬补集，然遗逸尚多，故撰就《本草拾遗》凡十卷。此书已佚，通过后世主流本草辗转流传。

解一切毒，治天行、时气、温疫、热痢、丹石发、酒后暴热、黄疸。

井华水 清冷澄澈水也，故通九窍，洗目肤翳，及酒后热痢。后世又用**东流水**者，取其快顺疾速，通关下膈者也。**倒流水** 取其回旋留止，上而不下者也。

【点评】所谓"用水之义有数种，种各有理"，这个理来自象思维中的意象思维。今已不用。

菊花水

本条言南阳郦县北潭水，其源悉芳。菊生被崖，水为菊味，此说甚怪。且菊生于浮土上，根深者不过尺，百花之中，此特浅露，水泉莫非深远而来，况菊根亦无香，其花当九月十月间，止三两旬中，焉得香入水也？若因花而香，其无花之月合如何也？殊不详。水自有甘、淡、咸、苦，焉知无有菊味者？尝官于永、耀间，沿干至洪门北山下古石渠中，泉水清澈。众官酌而饮。其味与惠山泉水等，亦微香。世皆未知之，烹茶尤相宜。由是知泉脉如此，非缘浮土上所生菊能变泉味。博识之士，宜细详之。

【点评】寇氏意在说明"水味不因菊花而香"，可谓言之成理。所称"水自有甘、淡、咸、苦"之味，在古代，不同地域的水质因环境因素的影响而口感不同，自然会得出水有不同味道的感性认识。

浆水

浆水不可同李实饮，令人霍乱吐利。

【点评】为用粟米加工，经发酵而成的白色浆液。有调中开胃、解烦止渴、化滞止泻之功，用于呕哕、伤食泻痢、烦渴。古方常以浆水为引，以取其效。

热汤

助阳气，行经络。患风冷气痹人，多以汤渫①脚至膝上，厚覆，使汗出周身。然别有药，亦终假汤气而行也。四时暴泄利，四肢冷，脐腹疼，深汤中坐，浸至腹上，频频作，生阳佐药，无速于此。虚寒人始坐汤中必战，仍常令人伺守。

【点评】汤者，热水也。热汤即热水。《嘉祐本草》又称"用醋煮汤更良，煮蓼子及吴茱萸汁亦好"，后又有缫丝汤和焯猪汤。如此，热汤功能则因烧水时添加药物不同而有所不同。要之，热汤取其"助阳气，行经络""使汗出周身"，"然别有药，亦终假汤气而行也"。当今的药浴、熏洗正取此意。

硇砂

金银有伪，投镕锅中，其伪物尽消散。矧人腹中有久积，故可溃腐也。合他药，治目中翳，用之须水飞过，入瓷器中，于重汤中煮其器，使自干，杀其毒，及去其尘秒。

【点评】为卤化物类矿物硇砂的晶体。主要含氯化铵，尚含少量 Fe_3^+ 等。有散结破瘀，祛痰消积，化腐生肌之功。古方配伍，侧重治疗瘕痕、食瘕、瘕癖、血瘕、诸瘕、积聚等。并治目中翳膜、目赤烂和疔疮。

---

① 渫(xiè泻)：原作"济"。据《说文句读》卷二十一云："济"，即"渫"改。《辞海》：漏也，散也。

蓬砂

含化咽津，治喉中肿痛，膈上痰热。初觉便治，不能成喉痹，亦缓取效可也。南番者色重褐，其味和，其效速。西戎者，其色白，其味燋，其功缓，亦不堪作焊。

【点评】即硼砂，主要含硼酸钠。能消痰止嗽，破癥结喉痹。含硼砂古方主治喉痹、积聚、惊风、目赤痛和内外障眼、月水不通和口疮等。

姜石

所在皆有。须不见日色，旋取微白者佳。治疗肿殊效。

【点评】《唐本草》将麦饭石附于姜石条下，两者并非同类。姜石主要由方解石、石英和黏土矿物组成。因形状似生姜而得名。主要含碳酸钙（$CaCO_3$）和硅。功专清热解毒消肿。主治疗疮痈肿、乳痈、瘰疬、豌豆疮。古时入方甚少。

自然铜

有人饲折翅雁，后遂飞去。今人打扑损，研极细，水飞过，同当归、没药各半钱，以酒调，频服，仍以手摩痛处。

【点评】自然铜是天然黄铁矿，主含二硫化铁（FeS_2）。作为活血止痛、接骨续筋的药物，侧重用于跌打损伤、伤折疼痛。当在整合复位后应用，才能产生接骨续筋效果。古方还用于中风、痹痛等。

石燕

今人用者如蚬蛤之状，色如土，坚重则石也。既无羽翼，焉能自石穴中飞出，何故只堕沙滩上？此说近妄。"唐本注"：永州土岗上掘深丈余取之，形似蚶而小，重如石。则此自是一物，余说不可取。溃虚积药中多用。

【点评】石燕为古生代腕足类石燕子科动物中华弓石燕及近缘动物的化石。主要为碳酸钙，尚含少量磷酸及二氧化硅。有清热利湿、退翳作用。古方多治诸淋，尚见治疗惊风、积聚者。

砒霜

疟家或用，才过剂，则吐泻兼作，须浓研绿豆汁，仍兼冷水饮，得石脑油即伏。今信州凿坑井，下取之。其坑常封锁，坑中有浊绿水，先绞水尽，然后下凿取。生砒谓之砒黄，其色如牛肉，或有淡白路，谓石非石，谓土非土，磨研酒饮，治癖积气有功。才见火，便有毒，不可造次服也。取砒之法：将生砒就置火上，以器覆之，令砒烟上飞着覆器，遂凝结，累然下垂如乳，尖长者为胜，平短者次之。《图经》言大块者，其大块者已是下等，片如细屑者极下也。入药当用如乳尖长者，直须详谨。

【点评】砒霜为砒石经升华而得的精制品，主要含 AS_2O_2，有大毒。劫痰截疟，杀虫，蚀恶肉。治寒痰哮喘，疟疾，休息痢，梅毒，痔疮，瘰疬，走马牙疳，癣疮，溃疡腐肉不脱。古方配之，主要治疗诸疮、疔疮、痈疽、痔漏、喘嗽、疥癣等。内服入丸散，并严格控制剂量。

浮石

水飞，治目中翳。今皮作家用之，磨皮上垢，无出此石。石蟹条中云：浮石，平，无毒，止渴，治淋，杀野兽毒，合于此条收入。

【点评】 前石花条称海浮石，海浮石又称浮石。因无形态和图示，且主疗不同，难辨两者异同。

金星石　银星石

治大风疾。别有法，须烧用。金星石于苍石内，外有金色麸片。银星石，有如银色麸片。又一种深青色，坚润，中有金色如麸片，不入药，工人碾为器，或妇人首饰。余如《经》。

【点评】 金星石是一种含云母片或氧化铁矿物细片的石英岩。银星石为磷酸盐矿物，为含水磷酸铝。虽来源不同，但《嘉祐本草》合为一条，称"银星石主疗与金星石大体相似""主脾肺壅毒、肺损吐血嗽血、下热涎、解众毒"。古时两者多同处一方治疗多病，如《圣济总录》大效圣散治吐血不止，《圣济总录》大风疾涂敷散、《太平圣惠方》诸石丸用于大风癫疾。

石脑油

真者难收，多渗蚀器物。今入药最少，烧炼或须也。仍常用有油_{去声}器贮之。又研生砒霜，入石脑油，再研如膏，入钳锅子内，用净瓦片子盖定，置火上，俟锅子红，泣尽油，出之。又再研，再入油，再上火，凡如此共两次，即砒霜伏。

【点评】为碳氢化合物类矿物石油的原油。《嘉祐本草》补入。古时用于小儿惊风、惊痫。现已不入药用。

本草衍义卷之七

赤箭

天麻苗也。然与天麻治疗不同，故后人分之为二。《经》中言八月采根曝干①，故知此即苗也。

【点评】《本经》首载，未见天麻。于是存在两种可能，或天麻尚未认识，或以他称收入《本经》。寇氏认为赤箭乃天麻苗，倘若如此，天麻在《本经》时已以赤箭之名被认识，反过来则要明确赤箭究竟是苗还是根？亦即赤箭是否天麻之异称？赤箭条下，《别录》云："三月、四月、八月采根，曝干"，清楚告知赤箭非苗而是根，此赤箭即天麻。《梦溪笔谈·药议》指出："赤箭即今之天麻也。后人既误出天麻一条，遂指赤箭别为一物。既无此物，不得已又取天麻为之，滋为不然"，世人"或以谓其茎如箭，既言赤箭，疑用茎，此尤不然。至如鸢尾、牛膝之类，皆谓茎叶有所似，用则用根耳，何足疑哉！"这是对《开宝本草》等另立天麻一条的质疑。查古方应用，无论赤箭或天麻入药，所治中风、惊风、破伤风、风痫、头风、痹痛等大体相同。故可断言，赤箭即天麻也。

① 八月采根曝干：此为《别录》文。

天门冬

麦门冬之类。虽曰去心，但以水渍漉，使周润，渗入肌，俟软，缓缓擘取，不可浸出脂液。其不知者，乃以汤浸一二时。柔即柔矣，然气味都尽，用之不效，乃曰药不神，其可得乎？治肺热之功为多。其味苦，但专泄而不专收，寒多人禁服。余如二经。

【点评】所谓"专泄而不专收"之论略显武断。古方伍用天门冬所治者，以补益诸虚、补虚益气、平补、虚劳、风劳等为众；所治咳嗽、肺实、热嗽、肺劳等占比重较大，为虚实并用；而治心虚、惊悸、心健忘等，当属心失所养；此外，还用于肾虚所见漏浊、遗精、骨痿、羸瘦等。故当对其功用有比较全面的认识。

麦门冬

根上子也。治心肺虚热，并虚劳客热，亦可取苗作熟水饮。

【点评】古时，麦冬治疗消渴诸疾，是为首务。虚劳、惊悸、虚损、咳嗽比较常用，取其养阴生津、清心安神之功。但其并非专司补益、清虚热，伤寒、热病、时气、疮疡等也常伍用，不可拘泥。

苍术

其长如大拇①指，肥实，皮色褐，气味辛烈，须米泔浸洗，再换泔浸二日，去上粗皮。**白术** 粗促，色微褐，气味亦微辛，苦而不烈。古方及《本经》止言术，未见分其苍白二种也。只缘陶隐居言术

---

① 拇：原作"小"，《证类》同，据柯本、商本改。

有两种。自此，人多贵白者。今人但贵其难得，惟用白者，往往将苍术置而不用。如古方平胃散之类，苍术为最要药，功尤速。殊不详《本草》元无白术之名，近世多用，亦宜两审。嵇康曰：闻道人遗言，饵术、黄精，令人久寿。亦无白字。

【点评】《本经》白术、苍术同条，以术相称。陶弘景始有白术、赤术之分，但功用混同。宋《和剂局方》平胃散以苍术入药，说明此间不仅在形态和气味上，且在功用上已有苍、白之别。寇氏强化这一认识，对最终分列条次有促进作用。总体说来，两药均能健脾燥湿，白术补益胜于苍术，燥湿之力稍逊。均可用于伤寒、呕吐、泄痢、腹胀满、水肿、中风。白术益气安胎，苍术善治眼病（内外障眼、目赤肿痛、目昏暗），是两者最大区别。

地黄

叶如甘露子，花如脂麻花，但有细斑点，北人谓之牛奶子。花、茎有微细短白毛。《经》只言干生二种，不言熟者。如血虚劳热，产后虚热，老人中虚燥热，须地黄者，生与生干常虑大寒，如此之类，故后世改用熟者。蒸曝之法：以细碎者洗出，研取汁，将粗地黄蒸出曝干，投汁中，浸三二时，又曝，再蒸，如此再过为胜，亦不必多。此等与干生二种，功治殊别。陶但云捣汁和蒸，殊用工意，不显其法，不注治疗，故须悉言耳。

【点评】《本经》言干地黄，《别录》云生地黄。其实，生、干和熟地黄功用多有重叠，古方皆配伍治疗出血、月水不调、虚劳、中风和诸虚等，但有侧重。生地黄偏重出血、诸热（劳热、骨蒸）、产后血晕、疮疡、血淋等，旨在凉血活血止血；干地黄补益之力稍增，用于心虚惊悸、眼疾（内外障眼、目昏暗）、安胎、乌发等；熟地黄补血、益肾填精之力大增，侧重诸虚、月水不调、虚劳、心虚惊悸、消渴、安胎、耳鸣耳聋等。当今分鲜地黄、生地黄和熟地黄三种，主治范围明显缩小，但功用仍互有重叠交叉。

菖蒲

世又谓之兰荪，生水次，失水则枯，根节密者，气味足。有人患遍身生热毒疮，痛而不痒，手足尤甚，然至颈而止，黏着衣被，晓夕不得睡，痛不可任①。有下俚教以菖蒲三斗，剉，日干之，捣罗为末，布席上，使病疮人恣卧其间，仍以被衣覆之。既不黏着衣被，又复得睡，不五七日之间，其疮如失。后自患此疮，亦如此用，应手神验。其石菖蒲根络石而生者，节乃密，入药须此等。

【点评】古方配伍所用，侧重"开心孔""通九窍，明耳目"（《本经》），如耳聋（耳鸣）、心虚、惊悸、心健忘、风惊恐、心狂、风痫。此外还用于风寒湿痹、咳嗽上气、中风和风瘙瘾疹等。

泽泻

其功尤长于行水。张仲景曰：水搐渴烦，小便不利，或吐或泻，五苓散②主之。方用泽泻，故知其用长于行水。《本经》又引扁鹊云："多服病人眼③"，诚为行去其水。张仲景八味丸用之者，亦不过引接桂、附等归就肾经，别无他意。凡服泽泻散，人未有不小便多者。小便既多，肾气焉得复实？今人止泄精，多不敢用。

【点评】一般认为，中药归经理论奠基于秦汉，形成于金元，

---

① 任：《证类》同，商本作"忍"。
② 五苓散：《伤寒论》《金匮要略》论述五苓散见于三处，均无此文，不知寇氏引自何处？
③ 多服病人眼：此语见《证类》泽泻条下《别录》文，属寇氏所误。

中间过渡时期的表现形式所论甚少。从泽泻"引接桂、附等归就肾经"可知，此间药物归经已明确提出。《金匮要略》明确：崔氏八味丸"治脚气上入，少腹不仁""虚劳腰痛，少腹拘急，小便不利者，八味肾气丸主之"（崔氏八味丸即八味肾气丸）。是知泽泻并非单纯引经而"别无他意"。由古代泽泻广泛用于水肿、淋秘、诸虚、肾虚、消渴、诸痹、痰饮、诸疝等，可以确认，其在八味丸中对肾虚、小便不利、少腹拘急、少腹不仁有一定调节作用。

山药

按《本草》上一字犯英庙讳。下一字曰蓣，唐代宗名豫，故改下一字为药，今人遂呼为山药。如此则尽失当日本名，虑岁久，以山药为别物，故书之。此物贵生干，方入药。其法：冬月以布裹手，用竹刀子剧去皮，于屋檐下风迳处，盛竹筛①中，不得见日色。一夕干五分，俟全干收之，惟风紧则干速。所以用干之意，盖生湿则滑，不可入药，熟则只堪啖，亦滞气。余如《经》。

【点评】《本经》始称署预，因犯唐、宋两代帝王庙讳而改称山药。此乃药食两用之品。能补肺脾肾三脏之虚，尤以脾肾为重。古时配伍山药，多用于诸虚、虚劳、消渴、心虚惊悸等。

菊花

近世有二十余种，惟单叶花小而黄绿，叶色深小而薄，应候而开者是也。《月令》所谓菊有黄华者也。又邓州白菊，单叶者亦入药，余医经不用。专治头目风热。今多收之作枕。

---

① 筛：原作"节"，据商本、《证类》改。

【点评】菊花入药，有亳菊、滁菊、贡菊和杭菊之分，以前两种品质最优。长于治风热目赤肿痛，以及目昏暗、内外障眼、头眩、头痛等。

甘草

枝叶悉如槐，高五六尺，但叶端微尖而糙涩，似有白毛。实作角生，如相思角，作一本生。子如小扁豆，齿咬①不破。今出河东西界，入药须微炙，不尔，亦微凉。生则味不佳。

【点评】甘草以生、炙两种入药。生者偏重清热解毒，祛痰止咳，缓急止痛，调和诸药；炙者以补益脾胃，益气复脉见长。而古今应用，区别并非泾渭分明。诸药之中，其用最奇。所有古方，其用最众，除本身治疗作用外，陶弘景以其为"国老"，能调和诸药，并"安和草石而解诸毒"。但甘草却入十八反，难解芫花、甘遂、大戟和海藻之毒，与"安和草石而解诸毒"两相矛盾。尚可注意到，葛洪《肘后备急方》"治卒中诸药毒救解方"中，曾记载甘草(汁)解野葛毒和中芫花毒，亦即甘草不反芫花。何者是非？尚需研判。

人参

今之用者，皆河北榷场②博易到，尽是高丽所出，率虚软味薄，不若潞州上党者味厚体实，用之有据。土人得一窠，则置于版上，以

---

① 咬：商本、《证类》作"啮"。
② 榷(què 确)场：指中国辽、宋、西夏、金政权各在接界地点设置的互市市场。榷，商本、《证类》作"推"，推同"榷"。下同。

色丝①缠系，根颇纤长，不与榷场者相类。根下垂有及一尺余者，或十歧者。其价与银等，稍为难得。

【点评】除高丽所出外，《别录》称"出上党（今山西省长治市）山谷及辽东"。当今我国人参主产地在东北，尤以吉林白山市抚松县、靖宇县和长白县，辽宁本溪市桓仁县等所产石柱参、园参为佳。未闻当今长治一带产人参。

石斛

细若小草，长三四寸，柔韧，折之如肉而实。今人多以木斛浑行，医工亦不能明辨。世又谓之金钗石斛，盖后人取象而言之。然甚不经，将木斛折之，中虚如禾草，长尺余，但色深黄光泽而已。真石斛治胃中虚热有功。

【点评】石斛所治以补虚为重，主治诸虚和虚劳。诸虚之中，肾虚（包括漏浊遗精、阳痿、瘤冷、骨痿、羸瘦）尤占较大比重。此外用于诸痹和中风等。《本经》所称"主伤中"，《别录》以其"平胃气"，在其应用中未能得到充分体现。寇氏认为"石斛治胃中虚热有功"，应是对《本经》《别录》所论的继承与深化。当今将石斛用于胃阴虚证，或许受此启发。

牛膝

今西京作畦种，有长三尺者最佳。与苁蓉浸酒服，益肾。竹木刺入肉，嚼烂罨之，即出。

---

① 丝：原作"韭"，《证类》作"茸"，据柯本、商本、颜本改。

【点评】牛膝有数种，以怀牛膝和川牛膝最为常用。两者均能活血通经，怀牛膝长于补肝肾、强筋骨，川牛膝擅长活血通利。取用当有所区别。旧有牛膝"性走而下行"（《本草经疏》）、"引火下行"（《本草备要》）、"引诸药下行"（《本草衍义补遗》）之说，用象思维概括了两种牛膝的功能特点。

细辛

用根，今惟华州者佳，柔韧，极细直，深紫色，味极辛，嚼之习习如椒。治头面风痛不可阙也。叶如葵叶，赤[①]黑，非此，则杜蘅也。杜蘅叶形如马蹄下，故俗云马蹄香。盖根似白前，又似细辛。襄、汉间一种细辛，极细而直，色黄白，乃是鬼督邮，不可用。

【点评】《别录》曰：细辛，生华阴山谷。即陕西华阴一带。陶弘景注曰：今用东阳临海者，形段乃好，而辛烈不及华阴、高丽者。考东阳属浙江金华、义乌、东阳一带；临海属浙江台州市。据《梦溪笔谈》所云："东方、南方所用细辛皆杜衡也"，是知陶氏所云非细辛正品。至于华州，与华阴属地部分重叠。今之辽细辛包括北细辛和汉城细辛，华细辛则来自湖北。可见随着细辛真伪的厘清，古今产地变化较大，当今则以辽细辛为胜。带根全草均入药。细辛以治头痛、牙痛、痹痛见长，是治疗咳逆、痰嗽、中风诸疾的常用之品，尚可用于内外障眼、风瘙瘾疹等病症。

柴胡

《本经》并无一字治劳，今人治劳方中鲜有不用者。呜呼！凡此误世甚多。尝原病劳，有一种真脏虚损，复受邪热，邪因虚而致劳，

---

① 赤：原作"亦"，《证类》、柯本、商本、颜本作"赤"，与文法和实物相合，故据改。

故曰劳者牢也。当须斟酌用之，如《经验方》中，治劳热青蒿煎丸，用柴胡正合宜耳，服之无不效。热去即须急已。若或无热，得此愈甚，虽至死，人亦不怨，目击甚多。《日华子》又谓补五劳七伤。《药性论》亦谓治劳乏羸瘦。若此等病，苟无实热，医者执而用之，不死何待！注释《本草》，一字亦不可忽，盖万世之后，所误无穷耳。苟有明哲之士，自可处治。中下之学，不肯考究，枉致沦没，可不谨哉？可不戒哉！如张仲景治寒热往来如疟状，用柴胡汤①，正合其宜。

【点评】《本经》未明治劳，但主"寒热邪气"。后世推而广之，则有《药性论》直称"能治热劳"，爰热劳、虚劳潮热、虚劳寒热、急劳、骨蒸、传尸竞相取用。此外，疟疾、伤寒、潮热、三焦实热，凡外邪所致诸热皆伍用之。柴胡疏肝解郁、升举阳气之功，明清期间才先后确立。

薏苡仁

此李商隐《太仓铭》中所谓"薏苡似珠，不可不虞"者也，取仁用。《本经》云："微寒，主筋急拘挛"。拘挛有两等，《素问》注中"大筋受热，则缩而短，缩短故挛急不伸"。此是因热而拘挛也，故可用薏苡仁。若《素问》言因寒则筋急者，不可更用此也。凡用之，须倍于他药。此物力势和缓，须倍加用，即见效。盖受寒即止能使人筋急；受热故使人筋挛。若但热而不曾受寒②，亦能使人筋缓。受湿则又引长无力。

【点评】薏苡仁主治，以中风最为普遍；诸痹筋脉挛急、四肢拘挛不得屈伸、手足不遂、脚气均常取用。此外，肺痈、肠

---

① 柴胡汤：当为小柴胡汤。
② 寒：原作"又"，颜本同，据柯本、商本改。

痛亦伍用之，《金匮要略》薏苡附子败酱散即是治疗肠痈的代表方剂。

车前

陶隐居云：其叶捣取汁服，疗泄精。大误矣！此药甘滑，利小便，走泄精气。《经》云：主小便赤，下气①。有人作菜食，小便不禁，几为所误。

【点评】车前未分叶、子，古时以子入药最多。主要治疗内外障眼、目赤肿痛、目昏暗、目生翳膜等眼疾。其次用于热淋、血淋、小便赤涩、小便不通者。今人多知车前子"利小便而实大便"，用于泄泻；但不晓其通便之功。《普济方》一方仅此一味治大便秘涩不通。提示其对肠道有双向调节作用。

茺蔚子

叶至初春亦可煮作菜食，凌冬不凋悴。唐武后九烧此灰，入紧面药②。九烧之义，已具冬灰条中。

【点评】茺蔚子古时为眼病专药，用于内外障眼、目赤肿痛、目昏暗、目生翳膜、雀目、目生胬肉、目青盲诸疾。需要指出，其复方尚治疗目珠子突出、坠睛，相当于突眼症，对此尚可深入研究。此外，风瘙痒和大风癞病亦常取用。当今妇科调经(月经不调、痛经和闭经)比较常用。

---

① 主小便赤，下气：为《别录》文，非《本经》文。
② 紧面药：预防面部皮肤因寒冻而皲裂的药膏。

木香

专泄决胸腹间滞塞冷气，他则次之。得橘皮、肉豆蔻、生姜相佐使绝佳，效尤速。又一种，尝自岷州出塞，得生青木香，持归西洛。叶如牛蒡但狭长，茎高三四尺，花黄，一如金钱，其根则青木香也。生嚼之，极辛香，尤行气。

【点评】《别录》云木香"生永昌山谷"（今云南保山县），陶弘景认为，时用"皆从外国舶上来"。《唐本草》"以昆仑来者为佳，出西胡来者不善。"《四声本草》曰："昆仑船上来，形如枯骨者良"，《本草图经》"今唯广州舶上有来者也，他无所出。"寇氏自岷州（今甘肃岷县）出塞，得生青木香回西洛（属山西）。诸家所述各异。至于古昆仑地域难以明确，故木香来源尚待考证。总体说来，木香有舶来品，有本土者，似以前者为佳。其主治广泛，包括腹胀（痞满）、积聚、脾胃虚弱、泄痢、诸疝、虚劳、虚冷、疳疾、宿食不消等。

菟丝子

附丛木中，即便蔓延花实，无绿叶，此为草中之异。其上有菟丝下有茯苓之说，未必耳，已于茯苓条中具言之。

【点评】菟丝子专司补益诸虚，侧重肾肝。补肾则有壮阳、益精、固精、缩尿、暖痫冷、理腰膝、起骨瘘之用；益肝则有明目治目黑暗之效。尚能治消渴。

巴戟天

本有心，干缩时偶自①落，或可以抽摘，故中心或空，非自有小孔子也。今人欲要中间紫色，则多伪以大豆汁沃之，不可不察。外坚难染，故先从中间紫色。有人嗜酒，日须五七杯，后患脚气甚危，或教以巴戟半两，糯米同炒，米微转色，不用米，大黄一两，剉，炒，同为末，熟蜜为丸，温水服五七十丸，仍禁酒，遂愈。

【点评】巴戟天善补肾阳，有壮阳、填精、固精、缩尿、暖腰膝、强腰脚、起骨痿、驻颜之功。

① 自：原作"日"，与文义不符，据《证类》、柯本、商本改。

本草衍义卷之八

肉苁蓉

《图经》以谓"皮如松子，有鳞"①。子字当为壳，于义为允。又曰："以酒净洗，去黑汁作羹"。黑汁既去，气味皆尽。然嫩者方可作羹，老者苦。入药，少则不效。

【点评】或许为论证肉苁蓉补肾壮阳之功，陶弘景注云："代郡雁门属并州多马处便有。言是野马精落地所生。"《日华子》予以澄清。本品工于补肾益精，润肠通便。用于阳痿、遗精、骨痿、腰膝酸软，癃冷、津亏便秘。

蒺藜

有两等：一等杜蒺藜，即今之道旁布地而生；或生墙上，有小黄花，结芒刺，此正是墙有茨者。花收摘，荫干为末，每服三二钱，饭后以温酒调服，治白癜风。又一种白蒺藜，出同州沙苑牧马处。黄紫花，作荚，结子如羊内肾。补肾药，今人多用。风家惟用刺蒺藜。

【点评】蒺藜属蒺藜科，《本经》原称蒺藜子。所谓杜蒺藜即《本经》之蒺藜子，根据其"有小花，结芒刺"和《纲目》所云"状

---

① 有鳞：《证类》卷七转引《图经》作"鳞甲"。

如赤根菜子及细菱，三角四刺"，又称刺蒺藜。白蒺藜属豆科，又称沙苑子。现今两者主疗各异，但古时混同蒺藜，功用互有异同，均以治疗风瘙瘾疹、大风癞病、风瘙痒为主。刺蒺藜兼治头痛、痹痛等；白蒺藜兼补诸虚（包括肾虚）、明目之用。寇氏在功用上始作笼统区分，是可取的。

防风　黄芪

世多相须而用。唐许嗣本羊晋切，犯庙讳，今改为嗣宗[1]为新蔡王外兵参军，王太后病风，不能言，脉沉难对，医告术穷。嗣宗曰："饵液不可进"。即以黄芪、防风煮汤数十斛，置床下，气如雾熏薄之，是夕语。

【点评】《纲目》云："相须者，同类不可离也"，防风祛风，黄芪补气，虽常配伍，然不属同类。《本草蒙荃》曰："有相畏者，我有能而彼畏之也"。"黄芪畏防风，而黄芪得防风，其功愈大之类是尔。"视两药为相畏配伍，此说亦未必贴切。两药功能不同，相得益彰，当属相使为用。两药配伍，古时常用于中风、诸虚、疮疡和诸痹等。《丹溪心法》玉屏风散则两药与白术同用，治疗表虚自汗者。

千岁蘽

唐开元末，访隐民姜抚，已几百岁，召至集贤院。言服常春藤，使白发还鬒[2]，则长生可致。藤生太湖，终南往往有之。帝遣使多取，以赐老臣。诏天下，使自求之。擢抚银青光禄大夫，号冲和先

---

① 许嗣宗：隋唐间医家，本名许胤宗，曾官至散骑侍郎、尚药奉御等职。善治骨蒸，其医术颇为人称赞，或有促其著书立说者，对曰：医者意也，在人思虑，又脉候幽微，苦其难别，意之所解，口莫能宣。终不著书传世。因后人撰著时避宋太祖赵匡胤讳字，改称许嗣宗。

② 鬒（zhěn 枕）：发稠而黑。

生。又言终南山有旱藕，饵之延年，状类葛粉。帝取之作汤饼，赐大臣。右骁骑将军甘守诚曰：常春者千岁藥也，旱藕者杜蒙也。方家久不用，抚易名以神之，民间以酒渍藤，饮者多暴死。乃止。抚内惭，请求药牢山，遂逃去。今书之以备世疑①。

【点评】本品陶弘景考据不详，"唐本注"云即蘡薁藤汁，《开宝本草》非之，视为葛蘽，《本草图经》从之。古方未见伍用。

黄连

今人多用治痢，盖执以苦燥之义。下俚但见肠虚渗泄，微似有血便，即用之，更不知止。又不顾寒热多少，但以尽剂为度，由是多致危困。若气实初病，热多血痢，服之便止，仍不必尽剂也。或虚而冷，则不须服。余如《经》。

【点评】黄连苦寒，诸痢、泄泻之属热、湿热者，皆可配伍用之。古时多种眼疾（目赤痛、内外障眼、目昏暗）也常使用。此外，小儿疳疾、疮疡（包括口疮）、消渴等用之疗效亦佳。

蓝实

即大蓝实也，谓之蓼蓝非是，《尔雅》所说是。解诸药等毒，不可阙也。实与叶两用。《注》不解实只解蓝叶，为未尽。《经》所说尽矣。蓝一本而有数色，刮竹青、绿云、碧青、蓝黄，岂非青出于蓝而青于蓝者也。生叶汁解药毒，此即大叶蓝，又非蓼蓝也。蓼蓝，即堪揉汁，染翠碧。花成长穗，细小，浅红色。

---

① 唐开元末……以备世疑：全文可与卷之二"姜抚沽誉"注文合参。

【点评】据历代本草所述，除陶弘景注云"此即今染缲碧所用者""尖叶者为胜"属菘蓝(十字花科)外，"蓝"的原植物尚有数种，科属各不相同。《纲目》所述五蓝中，"叶如苦荬者"当为爵床科马蓝。与寇氏所云大叶蓝或为一物。蓝草的果为蓝实(蓝子)，叶为蓝叶，菘蓝和马蓝的根即板蓝根。古时蓝实、蓝叶复方为用甚少。

景天

陶隐居既云：今人皆盆盛养之于屋上，即知是草药。又言广州城外有一株，云可三四围，呼为慎火木。既曰云，即非亲见也。盖是传闻，亦非误耳，乃陶之轻听也。然极易种，但折生枝置土中，频浇溉，旬日便下根。浓研取汁，涂火心疮，甚验。干为末，水调，扫游风、赤肿、赪①热者。

【点评】又称慎火草。主丹毒、痈疮和风瘙瘾疹等。

蒲黄

处处有，即蒲槌中黄粉也。今京师谓槌为蒲棒。初得黄，细罗，取萼别贮，以备他用。将蒲黄水调为膏，擘为块，人多食之，以解心脏虚热。小儿尤嗜。涉月则燥，色味皆淡，须蜜水和。然不可多食，令人自利，不益极虚人。

【点评】《本经》以其主心腹、膀胱寒热，利小便，止血，消瘀血。后世虽有增益，但基本确认为蒲黄主流功能。用于多种出血(崩漏、月水不断、鼻衄、吐血、肠风下血、小便出血)、瘀

---

① 赪(chēng 撑)：赤色。

血(月水不调、月水不通、月水来腹痛、产后血晕、恶露不下、恶露不尽、胞衣不下、血块攻筑疼痛、血气心腹疼痛、伤折恶血不散、跌打损伤)和诸淋(血淋、小便淋秘)。

兰草

诸家之说异同,是曾未的识,故无定论。叶不香,惟花香。今江陵、鼎、澧州山谷之间颇有,山外平田即无。多生阴地,生于幽谷,益可验矣。叶如麦门冬,而阔且韧,长及一二尺,四时常青,花黄,中间叶上有细紫点。有春芳者为春兰,色深;秋芳者为秋兰,色淡。秋兰稍难得,二兰移植小槛中,置座右,花开时满室尽香,与他花香又别。唐白乐天①有"种兰不种艾"②之诗,正为此兰矣。今未见用者。《本经》苏注③:"八月花白。"此即泽兰也。

【点评】《本经》称兰草"利水道,杀蛊毒",但泽兰另列条次,两药并非一物。兰草虽可入药,古方鲜用。

茵陈蒿

张仲景治伤寒热甚发黄者,身面悉黄,用之极效。又,一僧因伤寒后发汗不彻,有留热,身面皆黄,多热,期年不愈。医作食黄治之,治不对,病不去。问之,食不减。寻与此药,服五日,病减三分之一,十日减三分之二,二十日病悉去。方用山茵陈、山栀子各三分,秦艽、升麻各四钱,末之。每用三钱,水四合,煎及二合,去滓,食后温服,以知为度。然此药以茵陈蒿为本,

---

① 白乐天:唐代诗人白居易,字乐天。
② 种兰不种艾:诗出白居易《问友》首句。
③ 苏注:即《唐本草》编撰者苏敬所注。

故书之。

【点评】茵陈蒿为古今治疗阳黄的第一药。张仲景创立的茵陈蒿汤即是配伍本药治疗湿热发黄的第一方。此外，尚可用于诸热、头痛、湿疮瘙痒。

决明子

苗高四五尺，春亦为蔬，秋深结角。其子生角中，如羊肾。今湖南、北人家园圃所种甚多，或在村野成段种。《蜀本》：《图经》言：叶似苜蓿而阔大，甚为允当。

【点评】古时为眼病专药，用于目昏暗、目赤痛、目生翳膜、目青盲、目风泪出等多种眼科疾病。晚近补充用于便秘、头痛和眩晕。

芎䓖

今出川中。大块，其里色白，不油色，嚼之微辛甘者佳。他种不入药，止可为末，煎汤沐浴。此药今人所用最多，头面风不可阙也，然须以他药佐之。沈括①云：予一族子，旧服芎䓖，医郑叔熊见之云：芎䓖不可久服，多令人暴死。后族子果无疾而卒。又，朝士张子通之妻病脑风，服芎䓖甚久，亦一旦暴亡。皆目见者。此盖单服耳，若单服既久，则走散真气。既使他药佐使，又不久服，中病便已，则於能至此也。

【点评】即川芎。善治头面风和多种头痛，又是痛经、月水不

---

① 沈括：字存中，号梦溪丈人，浙江杭州钱塘县人，北宋政治家、科学家。医学方面著有《沈氏良方》。

调、中风、眩晕、痹痛、疮疡的常用药物。

五味子

今华州之西至秦州皆有之。方红熟时采得，蒸烂，研，滤汁，去子，熬成稀膏。量酸甘入蜜，再火上，待蜜熟，俟冷，器中贮，作汤。肺虚寒人，可化为汤，时时服。作果，可以寄远。《本经》言温，今食之多致虚热，小儿益甚。《药性论》以谓除热气。《日华子》又谓暖水脏，又曰除烦热。后学至此多惑。今既用之治肺虚寒，则更不取除烦热之说。补下药亦用之。入药生曝不去子。

【点评】《纲目》云："五味今有南、北之分，南产者色红，北产者色黑，入滋补药必用北产者良。"《中华本草》认为南产者属木兰科，北产者属五味子科；《中国药典》确认两者均属木兰科，功用完全相同，与《纲目》所记有别。由此可见，南、北五味子的科属和功能尚有异议。古时五味子南、北区分并非十分严格，侧重补诸虚，尤以肾虚（漏浊遗精、骨痿羸瘦、阳痿）为胜，脏腑虚寒（肺中寒、三焦虚寒、膀胱虚冷、肾脏风冷气等）亦多取用。并大量用于咳嗽、消渴。五味子性温，故寇氏认为"更不取除烦热之说"。其实五味子宁心安神，加之配伍，除烦热当属应有之意。

旋花

蔓生，今之河北、京西、关陕田野中甚多，最难锄艾，治之又生。世又谓之鼓子花，言其形肖也。四五月开花，亦有多叶者。其根寸截，置土下，频灌溉，方涉旬，苗已生。《蜀本》：《图经》是矣。

【点评】旋花为旋花科植物篱天剑的花朵，与后文旋覆花不同。因两者名称相近，前者称"一名金沸"，后者称"一名金沸草"，别名亦相近，故易混淆。据《本经》所记："主益气，去面皯、黑色，媚好"；其根"主腹中寒热邪气，利小便"。古方配伍应用甚少。

本草衍义卷之九

当归

《广雅》云："山蕲古芹切当归也，似芹而粗大"。《说文》云："蕲，草也，生山中者名薜音百"。新书《图经》以谓当归，芹类也，在平地者名芹，生山中粗大者名当归。若然，则今川蜀皆以平地作畦种，尤肥好多脂肉。不以平地，山中为等差，但肥润不枯燥者佳。今医家用此一种为胜。市人又以薄酒洒，使肥润，不可不察也。《药性论》云："补女子诸不足"。此说尽当归之用矣。

【点评】当归并非"补女子诸不足"专药。《本经》最早用于"咳逆上气，温疟寒热""妇人漏下、绝子，诸恶疮疡、金疮"。《别录》补增"温中止痛，除客热内塞，中风，窒，汗不出，湿痹，中恶，客气虚冷"。历代实际应用范围甚广，诸如月水不调、月水来腹痛、月水不断、崩漏、赤白带下、安胎、产后恶露不尽腹痛、产后血晕、疮疡、痈疽、中风、诸血、下痢、虚损、虚劳、打扑伤损、诸痹、心腹痛等。

芍药

全用根，其品亦多，须用花红而单叶，山中者为佳。花叶多，即根虚。然其根多赤色，其味涩苦，或有色白粗肥者益好。余如《经》。然血虚寒人禁此一物。古人有言曰：减芍药以避中寒，诚不可忽。

【点评】早期本草学白、赤芍不分，以芍药同条论之。陶弘景编撰《集注》时，注意到"出白山、蒋山、茅山最好，白而长大，余处亦有而多赤，赤者小利，俗方以止痛。"至《开宝本草》则明确指出："此有两种，赤者利小便，下气；白者止痛、散血。"但两者功用认识，古今差异较大。现已确认，白芍乃养血调经、敛阴止汗、柔肝止痛、平抑肝阳之品；赤芍为清热凉血、散瘀止痛之剂。临床当区别使用。

生姜

治暴逆气，嚼三两皂子大，下咽定，屡服屡定。初得寒热，痰嗽，烧一块，含咂之，终日间，嗽自愈。暴赤眼无疮者，以古铜钱刮净姜上取汁，于钱唇点目，热泪出，今日点，来日愈。但小儿甚惧，不须疑，已试良验。

【点评】生姜《本经》首载，附干姜条下。仅在干姜"主胸满、咳逆上气，温中止血，出汗，逐风湿痹，肠澼下痢"之后，称"生者尤良"。据此，生姜与干姜同功，并优于干姜。《别录》始将生姜另列条次，补充"主伤寒、头痛、鼻塞、咳逆上气、止呕吐"之用，功用互有异同。古方配伍干姜，主治泄痢、脾胃虚冷（虚弱）、痼冷、咳嗽、痞满、呕吐、崩漏等；配伍生姜则治疗咳嗽、呕吐、伤寒、痰饮、中风、脾胃虚弱（虚冷）、脚气、水肿等。尽管《中国药典》确认干姜温中散寒、回阳通脉、温肺化饮，生姜解表散寒，温中止呕、化痰止咳，但难以将两者功用截然分开，只是各有侧重而已。

麻黄

出郑州者佳，剪去节半两，以蜜一匙匕，同炒良久，以水半升煎，俟沸，去上沫再煎，去三分之一，不用滓。病疮疱倒靥黑者，乘热尽服之，避风，伺其疮复出。一法用无灰酒煎。但小儿不能饮酒者难服，然其效更速。以此知此药入表也。

【点评】古有麻黄"去节"之说，取"折去节，令通理"而宣肺止咳，此乃得自象思维也。现已取消此修制之法。所治"疮疱倒靥黑者"，并非麻黄的主流功能。古时麻黄所治中风伤寒、伤寒头痛、伤寒咳嗽、破伤风、痛疾、惊风、历节风、风湿痹、大风癫病、风瘙瘾疹等，皆属外风；至于中风、风瘫痪、偏风、中风偏枯之类也大量配伍，而现已弃用。当然，除伤寒咳嗽外，诸如冷嗽、久嗽、喘嗽、肺实、肺中寒等各种咳嗽皆可伍用。

葛根

澧、鼎之间，冬月取生葛，以水中揉出粉，澄成垛，先煎汤使沸，后擘成块下汤中，良久，色如胶，其体甚韧，以蜜汤中拌食之。擦少生姜尤佳。大治中热、酒、渴病，多食行小便，亦能使人利。病酒及渴者，得之甚良。彼之人，又切入煮茶中以待宾，但甘而无益。又将生葛根煮熟者，作果卖。虔、吉州、南安军亦如此卖。

【点评】在《伤寒论》中，葛根主要用于伤寒中风，如葛根汤、葛根加半夏汤治太阳阳明合病，葛根黄芩黄连汤治太阳病下利兼里热，桂枝加葛根汤治太阳中风兼项背强几几者，在诸方中均治其外证，发挥解肌祛风、生津舒筋作用。在后世方剂中，葛根广泛用于头痛、消渴、中风、热病和解酒毒，极大拓展了目标病症范围。

栝楼

实，九月十月间取穰，以干葛粉拌，焙干，银石器中慢火炒熟为末。食后，夜卧，以沸汤点一二钱服，治肺燥，热渴，大肠秘。其根与贝母、知母、秦艽、黄芩之类，皆治马热。

【点评】《本经》首载栝楼根（天花粉），"主消渴、身热、烦满、大热、补虚安中、续绝伤"；《别录》补充栝楼实（瓜蒌实、子、仁），"主胸痹，悦泽人面"。古时栝楼根主治消渴，其次为痈疽、发背、诸热和产后乳无汁；栝楼实则用于胸痹、痈疽、肺痈或面膏。

苦参

有朝士苦腰重，久坐，旅拒十余步，然后能行。有一将佐谓朝士曰：见公日逐以药揩齿，得无用苦参否？曰：始以病齿，用苦参已数年。此病由苦参入齿，其气味伤肾，故使人腰重。后有太常少卿舒昭亮，用苦参揩齿，岁久亦病腰。自后悉不用，腰疾皆愈，此皆方书旧不载者。有人病遍身风热细疹，痒痛不可任，连胸颈脐腹及近隐处皆然，涎痰亦多，夜不得睡。以苦参末一两，皂角二两，水一升，揉滤取汁，银石器熬成膏，和苦参末为丸，如梧桐子大。食后，温水服二十至三十丸，次日便愈。

【点评】苦参、丹参、人参、沙参和玄参是为五参，"诸参辛芍叛藜芦"之诸参，在《证类》卷二序例下"七情表"中早已明确即此五参。五参与五脏相应，故有苦参"养肝胆气"（《别录》），玄参"补肾气"（《本经》）之类基于象思维的功能阐述。苦参清热燥湿、杀虫止痒，治疗大风癞病、疥癣、风瘙瘾疹，诸疮、热疮、下注疮等。还用于消渴、头痛、中风等。与《本经》所述"主心腹结气、癥瘕积聚、黄疸、溺有余沥、逐水、除痈肿、补中、明目、止泪"等功能已经有所不同。

石龙芮

今有两种：水中生者，叶光而末圆；陆生者，叶有毛而末锐。入药须生水者，陆生者又谓之天灸，取少叶揉系臂上，一夜作大泡，如火烧者是。惟陆生者，补阴不足，茎常冷，失精。余如《经》。

【点评】为毛茛科植物石龙芮的全草，以水生为正品，有毒。《本经》以其"主风寒湿痹、心腹邪气、利关节、止烦满"；《别录》补充"平肾胃气，补阴气不足，失精，茎冷。"含其古方散见于诸虚(侧重肾虚)、虚劳和痹气等病症。现已少用。

瞿麦

八政①散用瞿麦，今人为至要药。若心经虽有热而小肠虚者服之，则心热未退，而小肠别作病矣。料其意者，不过为心与小肠为传送，故用此入小肠药。按《经》瞿麦并不治心热。若心无大热，则当止治其心。若或制之不尽，须当求其属以衰之。用八政散者，其意如此。

【点评】本品穗、子皆入药。为治疗膀胱实热、热淋之专药。另可用于产难、数日不产者。

---

① 政：当作"正"，即八正散，出《太平惠民和剂局方》。下同。

白芷

葿①是也，出吴地者良。《经》曰：能蚀脓②。今人用治带下，肠有败脓，淋露不已，腥秽殊甚，遂至脐腹更增冷痛。此盖为败脓血所致，卒无已期，须以此排脓。白芷一两，单叶红蜀葵根二两，芍药根白者、白矾各半两，矾烧枯别研，余为末，同以蜡丸，如梧子大。空肚及饭前米饮下十丸或十五丸。俟脓尽，仍别以他药补之。

【点评】本品以治疮疡、痈疽见长。古时常用于中风半身不遂、头痛、打仆损伤、牙痛、伤寒、月水不调，并可制面膏治疗面皯疱和面斑。

杜蘅

用根，似细辛，但根色白，叶如马蹄之下。市者往往乱细辛，须如此别之。《尔雅》以谓"似葵而香"是也。将杜蘅与细辛相对，便见真伪。况细辛惟出华州者良。杜蘅其色黄白，拳局而脆，干则作团。

紫菀③

用根，其根柔细，紫色，益肺气，《经》具言之。"唐本注"言"无紫菀时，亦用白菀""白菀即女菀也"。今《本草》无白菀之名，盖唐修本草时已删去。

【点评】紫菀为治疗咳嗽、喘嗽、痰嗽专药。亦见虚劳、骨蒸

---

① 葿：《篇海》同"葿"。现作"莔"。
② 能蚀脓：《本经》无此文。
③ 菀：或作"苑"，"苑"通"菀"。下同。

和积聚伍用。

百合

张仲景用治伤寒坏后百合病须此也。茎高三尺许，叶如大柳叶，四向攒枝而上。其颠即有淡黄白①花，四垂向下覆，长蕊。花心有檀色，每一枝颠，须五六花。子紫色，圆如梧子，生于枝叶间。每叶一子，不在花中，此又异也。根即百合，其色白，其形如松子壳，四向攒生，中间出苗。

【点评】除伤寒百合病外，百合主治咳嗽、喘嗽，尚用于水肿、骨蒸和吐血。

酸浆

今天下皆有之。苗如天茄子，开小白花，结青壳。熟则深红，壳中子大如樱，亦红色。樱中复有细子，如落苏之子，食之有青草气。此即苦耽也。今《图经》又立苦耽条，显然重复。《本经》无苦耽。

【点评】为茄科植物酸浆的全草，《本经》称"主热烦满，定志益气，利水道。产难，吞其实立产。"古方用之甚少。现今以其清热解毒，治疗热咳、咽痛、痢疾、疔疮、丹毒。

蠡实

陶隐居云：方药不复用，俗无识者。《本经》诸家所注不相应，若果是马蔺，则《日华子》不当更言亦可为蔬菜食。盖马蔺其叶马牛

---

① 白：原作"四"，柯本同。《证类》、商本作"白"，百合确开白花，据改。

皆不食，为才出土叶已硬，况又无味，岂可更堪人食也。今不敢以蠡实为马蔺子，更俟博识者。

【点评】《本经》收为中品，"主皮肤寒热，胃中热气，风寒湿痹，坚筋骨，令人嗜食"。"唐本注"云："此即马蔺子"，后世本草多从此说。寇氏"不敢以蠡实为马蔺子"，质疑似有一定道理。《中药大辞典》仍依从"唐本注"所云，以马蔺子为正名，蠡实为别名。若此，当属鸢尾科植物马蔺的种子。古方伍用甚少。现今功用变异较大，以其清热解毒，利湿，止血。

石香葇

处处有之，不必出岩石缝中，但山中临水附崖处或有之。九月十月尚有花。

【点评】为唇形科植物石香薷的全草。《开宝本草》收载，"主调中温胃，止霍乱吐泻，心腹胀满，脐腹痛，肠鸣"。古方很少伍用。现今取其祛暑化湿，理气活血，用于暑湿感冒、中暑、腹痛泄泻、跌打瘀痛、湿疮。

本草衍义卷之十

款冬花

百草中，惟此不顾冰雪最先春也。世又谓之钻冻。虽在冰雪之下，至时亦生芽。春时人或采以代蔬，入药须微见花者良。如已芬芳，则都无力也。今人又多使如箸头者，恐未有花尔。有人病嗽多日，或教以然①款冬花三两枚，于无风处，以笔管吸其烟，满口则咽之。数日效。

【点评】咳嗽、喘嗽专药。无论肺热、肺寒，皆可取用。

牡丹

用其根上皮。花亦有绯者，如西洛潜溪绯是也。今禁苑又有深碧色者。惟山中单叶花红者为佳，家椑子次之。若移枝接者不堪用，为其花叶既多发，夺根之气也。何以知之？今千叶牡丹，初春留花稍多，来年花枝并叶便瘦，多是开不成。市人或以枝梗皮售于人，其乖殊甚。

【点评】以其活血化瘀，主治月经病（月水不调、月水不通、月水不利、崩漏、血风烦闷、血风走注）、产后病（血晕、褥劳、

---

① 然：通"燃"。

82

恶露不下)、妇科腹内癥块。又治肠痈(仲景大黄牡丹皮汤)和诸痛(腹痛、腰痛、疝痛、痹痛、血气心腹疼痛、月水来腹痛、血风体痛)。

女菀①

一名白菀。或者谓为二物,非也。唐②删去白菀之条,甚合宜。陶能言,不能指说性状。余从《经》中,所说甚明,今直取《经》。

【点评】所谓女菀"一名白菀",乃《别录》所言,非《本经》文。《本经》称其"主风寒洗洗,霍乱泄痢,肠鸣上下无常处,惊痫,寒热百疾"。古方所用甚少。现今取其温肺化痰,止咳平喘,尚有和中、利尿之用。

泽兰

按《补注》云:"叶如兰。"今兰叶如麦门冬,稍阔而长,及一二尺无枝梗,殊不与泽兰相似。泽兰才出土便分枝梗,叶如菊,但尖长。若取其香嗅,则稍相类。既谓之泽兰,又曰:生汝南大泽旁。则其种本别,如兰之说误矣。

【点评】《本经》首载,用于"乳妇内衄,中风余疾,大腹水肿,身面四肢浮肿,骨节中水,金疮痈肿,疮脓"。古方主要治疗虚损、虚劳,跌打损伤、乳痈、疮肿、脱发和月水不调。现今取用,侧重活血调经,利水消肿。

---

① 菀:原作"苑",据《证类》改。苑通"菀"。本条白菀同。
② 唐:指代《唐本草》。

地榆

性沉寒，入下焦，热血痢则可用。若虚寒人及水泻白痢，即未可轻使。

【点评】地榆凉血止血活血，功在下焦。主热痢、血痢，又治崩漏、月水不断。对诸痔、肠风下血、产后恶露不绝也见取用。

白前

保定肺气，治嗽多用。白而长于细辛，但粗而脆，不似细辛之柔。以温药相佐使，则尤佳。余如《经》。

【点评】专治肺热、肺实所见肺气上逆之咳嗽。

王瓜

体如栝楼，其壳径寸。一种长二寸许，上微圆，下尖长，七八月间熟，红赤色。壳中子如螳螂头者，今人又谓之赤雹子，其根即土瓜根也。于细根上又生淡黄根，三五相连，如大指许。根与子两用，红子同白土子，治头风。

【点评】王瓜又称土瓜，主要以根入药，称土瓜根。主治消渴、月水不调、月水来腹痛、产后乳无汁、便秘、诸瘘等。并可作面膏，以治面皯疱、面斑。

荠苨

今陕州采为脯，别有法，甚甘美，兼可寄远。古人以谓荠苨似人参者是此。解药毒甚验。

【点评】包括荠苨，有解百药毒之称者还有甘草、大小豆汁、蓝汁、蓝实。古方用之较少。

积雪草

今南方多有，生阴湿地，不必荆楚。形如水荇而小，面亦光洁，微尖为异。今人谓之连钱草，盖取象也。其叶各生。捣烂，贴一切热毒痈疽等。秋后收之，荫干为末，水调。

【点评】主治痈肿、热毒、疥癣，古方少用。

莎草

其根上如枣核者，又谓之香附子，亦入印香①中，亦能走气，今人多用。虽生于莎草根，然根上或有或无。有薄皱皮，紫黑色，非多毛也。刮去皮则色白。若便以根为之，则误矣。其味苦。

【点评】药用其根，即香附，《别录》收录。所述"除胸中热，充皮毛，久服利人，益气，长须眉"，医家多作他用。主治癖气、崩漏、月水不调、月水不通、脾胃不和、安胎、诸痛（头痛、腰痛、心腹痛、疝痛、牙痛）、积聚等。亦作香料。

---

① 印香：用多种香料捣末和匀制成的一种香。

恶实

是子也，今谓之牛蒡。未去萼时，又谓之鼠粘子，根谓之牛菜。疏风壅，涎唾多，咽膈不利。微炒，同入荆①芥穗各一两，甘草炙半两，并为末。食后、夜卧，汤点二钱服，当缓取效。子在萼中，萼上有细钩，多至百十，谓之芒则误矣。根长一二尺，粗如拇指，煮烂为菜。

【点评】恶实《别录》收录，"主明目，补中，除风伤"。古代恶实复方主要用于喉痹、痈疮、瘰疬、风瘫痪、疹出不快、风瘙瘾疹、伤风等。

大小蓟

皆相似，花如髻。但大蓟高三二尺，叶皱。小蓟高一尺许，叶不皱，以此为异。小蓟，山野人取为蔬，甚适用。虽有微芒，亦不能害人。

【点评】大小蓟为《别录》收录，合为一条。均能"养精保血"，大蓟另"主女子赤白沃，安胎，止吐血、衄鼻"。古方较少伍用，《济生方》小蓟饮子用于血淋，可谓出类拔萃者。当今皆凉血止血，用于衄血、吐血、尿血、便血、崩漏和外伤出血。小蓟兼散瘀解毒消痈，用于痈肿、疮毒。"养精保血"则已舍弃，古今功用差异之大由此可见一斑。

---

① 荆：原作"京"，柯本同，据《证类》、商本、颜本改。

艾叶

干捣，筛去青滓，取白。入石硫黄，为硫黄艾，灸家用。得米粉少许，可捣为末，入服食药。入硫黄别有法。

【点评】《别录》收录时，即有艾灸和煎服两种用法。艾叶主治下痢、诸血（崩漏、肠风下血、脏毒下血、鼻衄）、漏胎（胎惊、半产、恶阻）、月水不调、赤白带下、产后恶露不绝、诸痔等。以治妇科疾病见长。

阱厘

今人事治_{音池}为苔脯堪啖，京城市者甚多。然治渴疾，仍须禁食盐。余方家亦罕用。

【点评】《别录》收录，"主心腹大寒，温中消谷，强胃气，止泄痢。"古方配伍甚少，现今已不经用。

菟葵

绿叶如黄蜀葵，花似拗霜甚雅，形如至小者，初开单叶蜀葵。有檀心，色如牡丹姚黄蕊，则蜀葵也。唐刘梦得①还京云：唯菟葵燕麦，动摇春风②者是也。

【点评】《唐本草》增补，"主下诸石、五淋，止虎蛇毒"。古

---

① 刘梦得：刘禹锡字梦得，唐朝文学家、哲学家，有"诗豪"之称。
② 唯菟葵燕麦，动摇春风：语出刘禹锡《再游玄都观》序："重游玄都，荡然无复一树，唯有兔葵燕麦，动摇于春风耳"。

方配伍甚少，现今已不经用。

白药

今为治马肺热药，有效。

【点评】《唐本草》增补，"主金疮生肌"。古方散在伍用，治疗喉痹、诸血(吐血、呕血、鼻衄)和金刃所伤。

莳香子

今人止呼为茴香，治膀胱冷气及肿痛。亦调和胃气。"唐本注"："似老胡荽"，此误矣。胡荽叶如蛇床，莳香徒有叶之名，但散如丝发，特异诸草。枝上时有大青虫，形如蚕，治小肠气甚良。

【点评】今称小茴香，伞形科植物茴香之果实，《唐本草》增补，"主诸瘘、霍乱及蛇伤。"临床应用则拓展较大。主治诸疝、寒疝、小肠气、阳痿、遗精、癥冷、三焦寒、膀胱虚冷、膀胱气痛、脾胃虚冷(水谷不化、不能饮食、泄泻)等。重在温补肝肾、脾胃，行气止痛。

郁金

不香。今人将染妇人衣最鲜明，然不奈①日炙。染成衣，则微有郁金之气。

【点评】《唐本草》增补，"主血积、下气、生肌、止血、破恶

---

① 奈：通"耐"。

血、血淋、尿血、金疮。"用于惊风、诸疮、诸热、喉痹、目赤肿痛、血淋、吐血、鼻衄等。当今以其活血止痛，行气解郁，清心凉血，疏肝利胆，治疗胸腹胁肋疼痛、痛经、闭经，惊痫、癫狂和热病神昏，血热出血及黄疸。

肉豆蔻

对草豆蔻言之。去壳，只用肉，肉油色者佳。枯白，味薄，瘦虚者下等。亦善下气，多服则泄气，得中则和来①其气。

【点评】为肉豆蔻科植物肉豆蔻的种仁，《唐本草》增补，"主鬼气，温中，治积冷、心腹胀痛、霍乱、中恶、冷疰、呕沫、冷气，消食，止泄，小儿乳霍。"配伍在古方中，以温中、涩肠止泻治疗诸泻、诸痢见长，《证治准绳》四神丸即为代表方剂；同时对脾胃虚冷之心腹疼痛、不能饮食、呕吐、痞满也多有效验。

茅香

花白，根如茅，但明洁而长。皆可作浴汤，同藁本尤佳。仍入印香中，合香附子用。

【点评】《唐本草》增补，"主中恶、温胃止呕吐，疗心腹冷痛"；《日华子》以其"塞鼻洪，敷久不合，灸疮，晋刀箭疮，止血并痛，煎汤止吐血，鼻衄"。晋(ǎn)，覆盖之意。古方配伍甚少，今已很少应用。

---

① 来：《证类》、商本作"平"。

青黛

乃蓝为之。有一妇人患脐下腹上，下连二阴，遍满生湿疮，状如马瓜疮，他处并无，热痒而痛，大小便涩，出黄汁，食亦减，身面微肿。医作恶疮治，用鳗鲡鱼、松脂、黄丹之类。药涂上，疮愈热，痛愈甚。治不对，故如此。问之，此人嗜酒，贪啖，喜鱼蟹发风等物。急令用温水洗，拭去膏药，寻以马齿苋四两，烂研细，入青黛一两，再研匀，涂疮上，即时热减，痛痒皆去。仍服八政散，日三服，分败客热。每涂药，得一时久。药已干燥，又再涂新湿药。凡如此二日，减三分之一，五日减三分之二，自此二十日愈。既愈而问曰：此疮何缘至此？曰：中、下焦蓄风热毒气，若不出，当作肠痈内痔，仍常须禁酒及发风物。然不能禁酒，后果然患内痔。

【点评】为爵床科植物马蓝、蓼科植物蓼蓝、豆科植物木蓝、十字花科植物菘蓝的叶或茎叶所制得。是清热解毒、凉血止血、清肝泻火之品。主治温病、热病、时气、热毒。古方用于惊风、痄疾、诸热、惊痫、喉痹、口舌疮、丹毒、蛇咬伤等。

零陵香

至枯干犹香，入药绝可用。妇人浸油饰发，香无以加，此即蕙草是也。

【点评】零陵香属报春花科，《唐本草》增补，"主恶气疰，心腹痛满，下气"。或制成面膏，用于面黑、面疮、风刺、面皱和驻颜；或制膏外涂以乌髭发、营养髭发和生发；或以其消除口臭和腋臭。古方有配伍治疗疮疡和牙痛者。因其芳香浓烈，很早即作香料，与其他香料合用保存衣物和辟秽之用。时用香料还有丁香、丁子香、青木香、笺香、郁金香、枫香、乳香、香附、檀香、白檀香、甲香、甘松香、艾纳香、藿香、降真香、安息香、沉香等。

天麻

用根，须别药相佐使，然后见其功，仍须加而用之。人或蜜渍为果，或蒸煮食。用天麻者，深思之则得矣。苗则赤箭也。

【点评】前文赤箭条已经明确，《本经》首载之赤箭即天麻，《开宝本草》误以赤箭为天麻苗，另出天麻一条，寇氏从之。《中华本草》将《开宝本草》所记天麻"主诸风湿痹，四肢拘挛，小儿风痫惊气，利腰膝，强筋力"与《本经》赤箭所论功用合为一条，同归天麻之下。

荜茇

走肠胃中冷气，呕吐，心腹满痛。多服走泄真气，令人肠虚下重。

【点评】主治脾胃虚弱、脾胃虚冷所见心腹疼痛、不能饮食、呕吐酸水、泄泻、痞满。并善治牙痛，也治头痛。

使君子

紫黑色，四稜高，瓣深。今《经》中谓之稜瓣深①，似令人难解。秋末冬初，人将入鼎、澧。其仁味如椰子肉。《经》不言用仁，为复用皮。今按文味甘即是用肉，然难得仁，盖绝小。今医家或兼用壳。

【点评】《开宝本草》收载，善治小儿疳疾、驱虫，并用于惊风。

---

① 《经》中谓之稜瓣深：《开宝本草》收入，引文与《本经》无关。

密蒙花

利州路甚多。叶冬亦不凋，然不似冬青。盖柔而不光洁，不深绿，花细碎，数十房成一朵，冬生春开。此木也，今居草部，恐未尽善①。

【点评】眼病专药也。主治目赤肿痛、目昏暗、内外障眼、目生翳膜等。

———————————

① 善：原脱，《证类》同，据柯本、商本补。

本草衍义卷之十一

大黄

损益前书已具。仲景治心气不足，吐血、衄血。泻心汤用大黄、黄芩、黄连。或曰：心气既不足矣，而不用补心汤，更用泻心汤，何也？答曰：若心气独不足，则不当须吐衄也。此乃邪热，因不足而客之，故吐衄。以苦泄其热，就以苦①补其心，盖两全之。有是证者用之无不效。量虚实用药。

【点评】所用甚广。痈疽、疮疡用之最众，主治便秘、诸热、月水不调、惊痫、伤寒、积聚、水肿、痞满、跌打损伤、吐衄。

桔梗

治肺热，气奔促，嗽逆，肺痈，排脓。陶隐居云：俗方用此，乃名荠苨。今别有荠苨，所谓乱人参者便是，非此桔梗也。"唐本注"云："陶引荠苨乱人参，谬矣。"今详之，非也。隐居所言，其意止以根言之，所以言乱人参。"唐本注"却以苗难之，乃本注误矣。

【点评】主治咳嗽、痰嗽、肺痿、肺痈，另治伤寒、虚劳、气滞、喉痹。

---

① 苦：原作"若"，据《证类》、柯本、商本、颜本改。

甘遂

今惟用连珠者，然《经》中不言，此药专于行水攻决为用，入药须斟酌。

【点评】以攻逐水饮为首务。兼行癥气胀满。

葶苈

用子。子之味有甜、苦两等，其形则一也。《经》既言味辛苦，即甜者不复更入药也。大概治体皆以行水走泄为用，故曰久服令人虚。盖取苦泄之义，其理甚明。《药性论》所说尽矣，但不当言味酸。

【点评】《本经》称葶苈性味辛寒，陶弘景认为其味"至苦，用之当熬。"至寇氏提出葶苈子之味有甜、苦两等，后世本草学家多有议论。王好古云："大抵苦则下泄，甜则少缓，量病虚实用之，不可不审"。《纲目》补充曰："大抵甜者下泄之性缓，虽泄肺而不伤胃；苦者下泄之性急，既泄肺而易伤胃。"张景岳指出："虽曰为甜，然亦非真甜，但稍淡耳。稍淡者，其性亦缓"。张仲景葶苈大枣泻肺汤与大枣相合，或许虑其苦寒泄肺伤胃之故。临证当予详审。葶苈功取两端，一则行水消肿；二则泻肺止咳平喘。

莞音饶花

今京、洛间甚多。张仲景《伤寒论》以莞花治利者，以其行水也。水去则利止，其意如此。然今人用时，当以意斟酌，不可使过与不及也。仍须是有是证者方可用。

【点评】主治水肿，咳逆上气。古方用之较少。

旋覆花

叶如大菊，又如艾蒿。八九月有花，大如梧桐子，花淡黄绿，繁茂，圆而覆下，亦一异也。其香过于菊，行痰水，去头目风。其味甘苦辛，亦走散之药也。其旋花，四月五月有花，别一种，非此花也，第八卷已具。

【点评】与旋花不同，为菊科植物旋覆花的头状花序。《本经》"主结气，胁下满，惊悸，除水，去五脏间寒热，补中，下气。"古方用治风痰、痰饮、眩晕、头痛、脚气等。

藜芦

为末，细调，治马疥癣。

【点评】藜芦有毒，反五参、细辛和芍药。或因毒性较大，《别录》强调"不入汤"。《本经》以其"主蛊毒、咳逆、泄痢、肠澼、头疡、疥瘙、恶疮、杀诸虫毒"。古方则取治疥癣、痈疽恶疮、疳疾、蛊毒、中风、喉痹等。

乌头 乌喙 天雄 附子 侧子

凡五等，皆一物也，止以大小、长短、似像而名之。后世补虚寒，则须用附子，仍取其端平而圆、大及半两以上者。其力全不僣①。风家即多用天雄，亦取其大者。以其尖角多热性，不肯就下，

---

① 僣(jiàn 箭)：差也。原作"借"，《证类》同，据商本、颜本改。

故取敷散也。此用乌头、附子之大略如此。余三等，则量其材而用之。其炮制之法，经方已著。

【点评】此五种包括射罔（乌头汁煎之名射罔），均来自毛茛科植物乌头的根部。《本经》附子、乌头、天雄单列条次；《别录》后将射罔、乌喙附于乌头条下，另立侧子一条。此间川乌头与草乌头合而并论，同称乌头。因来源相同，诸药功用互有交叉重叠。诸品均能祛风除湿，温经止痛。主要区别在于，附子独具回阳救逆、补火助阳之能。

射干

此乃荀子所说"西方之木，名曰射干[①]"者也。"注"复引《本草》曰："不合以射干为木"。殊不知五行止以水、火、木、金、土而言之，故儒者以草、木皆木也，金、铅皆金也，粪、土皆土也，灰、火皆火也，水、池皆水也。由是言之，即非《佛经》所说火宅喻之兽，及阮公所云临层城者之木。况《本经》亦曰："一名草姜"[②]，故知是草无疑。今治肺气、喉痹为佳。《日华子》曰："大小似高良姜，赤黄色"[③]。此得之。

【点评】本品为鸢尾科植物射干的干燥根茎。主喉痹咽痛，亦治痈疽毒肿、口舌疮和咳逆上气。

半夏

今人惟知去痰，不言益脾，盖能分水故也。脾恶湿，湿则濡而

---

①　西方之木，名曰射干：语出荀子《劝学》。
②　一名草姜：此为《别录》文。
③　大小似高良姜，赤黄色：《日华子》原称："形似高良姜大小，赤黄色"。

困，困则不能制水。《经》曰："湿胜则泻"。一男子夜数如厕，或教以生姜一两碎之，半夏汤洗，与大枣各三十枚，水一升，瓷瓶中慢火烧为熟水，时时呷，数日便已。

【点评】半夏生品有毒，常炮制成法半夏、姜半夏和清半夏使用。以燥湿化痰见长，善治痰饮、咳嗽、喘嗽、痰嗽；功擅降逆止呕，用于呕吐、胃反或恶阻。尚用于惊风、破伤风、诸痫之类痉病，以及脘腹痞满、中风半身不遂、头痛和疟疾等。

蜀漆

常山苗也。治疟，多吐人，其他亦未见所长。此草也。虑岁久，人或别有异论，故预云。余如《经》。

【点评】《本经》首载，《别录》明确其"生江林山川谷及蜀汉中，常山苗也"，然常山条下，《别录》又称"生益州川谷及汉中"，除汉中相同外，江林山与益州似乎不同。同一药用植物，苗、根来自两处，显然有悖常理。对此陶弘景释曰："江林山即益州江阳山名，故是同处"，是知产地无疑。《本经》所记：蜀漆"主疟及咳逆、寒热、腹中癥坚、痞结、积聚、邪气、蛊毒、鬼疟"，古方配伍主治疟疾。

常山

蜀漆根也，亦治疟、吐痰，如鸡骨者佳。

【点评】常山又称恒山，截疟之专药。《本经》尚除"胸中痰结，吐逆"。

青葙子

《经》中并不言治眼，《药性论》始言之。能治肝脏热毒冲眼、赤障、青盲。萧炳亦①云："理眼。"《日华子》云："益脑髓，明耳目，镇肝。"今人多用之治眼，殊不与《经》意相当。

【点评】眼病之专药。主治目昏暗、目赤肿痛、目生翳膜等。

白蔹　白及

古今服饵方少有用者，多见于敛疮方中。二物多相须而行。

【点评】白蔹和白及功用相近，常相须为用。考察表明，含两药古方主治疮疡、痈疽、发背。常用于跌打损伤、诸痔等。又作面膏，外治面黑、面疮、面皯疱、面皱、风刺。

草蒿

今青蒿也，在处有之，得春最早，人剔以为蔬，根赤叶香。今人谓之青蒿，亦有所别也。但一类之中，又取其青者。陕西、绥、银之间有青蒿。在蒿丛之间，时有一两窠②，迥然青色，土人谓之为香蒿。茎叶与常蒿一同，但常蒿色淡青，此蒿色深青。犹青，故气芬芳。恐古人所用以深青者为胜，不然诸蒿何尝不青？

【点评】草蒿即青蒿，《本经》草蒿别名为青蒿，"主疥瘙痂痒，恶疮，杀虫，留热在骨节间，明目"。古方伍之主治疟疾、骨蒸、热劳和劳瘵。今清热解暑、除蒸、截疟，尤以截疟最负盛名。

---

① 亦：原作"可"，柯本同，据《证类》、商本、颜本改。
② 窠：通"棵"。

本草衍义卷之十二

连翘

亦不至翘出众草、下湿地亦无，太山山谷间甚多。今止用其子。扴①之，其间片片相比如翘，应以此得名尔。治心经客热最胜，尤宜小儿。

【点评】连翘出自《本经》，"主寒热、鼠瘘、瘰疬、痈肿、恶疮、瘿瘤、结热、蛊毒"，多属清解热毒之用。对外感风热、热病诸热、潮热和结热均可疏而散之、清而透之。

白头翁

生河南洛阳界及新安土山中。性温，止腹痛，暖腰膝。"唐本注"及《药性论》甚详。陶隐居失于不审，宜其排叱也。新安县界兼山野中屡尝见之，正如"唐本注"所说。至今本"处山中人卖白头翁丸，言服之寿考"，又失古人命名之意。

【点评】《本经》称白头翁性温，《衍义》及其前本草皆从之。金元以降，李东垣、王好古等诸家本草改称性寒或微寒，与其主治方允。《本经》以其"主温疟、狂易、寒热、癥瘕积聚、瘿气，

① 扴（xī析）：通"析"与"折"，商本作"折"。

逐血、止痛，疗金疮"，然古今方用侧重热痢，较为局限。现今尚用于带下、阴痒、鼻衄、崩漏，取清热燥湿、凉血之效。是知古今功用多有乖违。

茴茹

治疥，马疥尤善。服食方用者至少。

【点评】茴茹《本经》始载，陶隐居注云："出近道名草茴茹"。据《纲目》对草茴茹生态之描述，可以确认茴茹与草茴茹同属大戟科功用相同的两种植物。区别在于，前者根皮色黄或赤黄，后者根皮色白或黄赤。具体说来，前者为狼毒大戟；后者为月腺大戟。今作白狼毒入药。但与《本经》瑞香科狼毒并非一物。需要指出，茴茹和草茴茹之名业已失传，近现代本草、中药著述均已不载。茴茹之功用，《本经》称"主蚀恶肉、败疮、死肌，杀疥虫，排脓、恶血，除大风热气、善忘不乐"，古方取之治疗疮疡、痈疽、疥癣、诸瘘。与《本经》功用大致相符。

羊蹄

《经》不言根，《图经》加根字。处处有。叶如菜中菠薐，但无歧，而色差青白。叶厚，花与子亦相似。叶可洁擦硫石器，根取汁涂疥癣。子谓之金荞麦，烧炼家用以制铅汞。又剉根，研，绞汁取三二匙，水半盏，煎一二沸，温温空肚服。治产后风秘，殊验。

【点评】羊蹄为蓼科植物羊蹄的根。《本经》虽未言其根，"唐本注"已有实、根功用之别，《日华子》则有根、叶功用之分，并非《图经》始加根字。《本经》云其"主头秃、疥瘙，除热，女子阴蚀"，古方主治疥癣瘙痒；痈疽次之。尚可治便秘，因有土大黄之名。

蒴藋

与陆英既性味及出产处不同，治疗又别，自是二物，断无疑焉。况蒴藋花白，子初青如绿豆颗，每朵如盏面大，又平生，有一二百子，十月方熟红，岂得言剩？出此条，孟浪之甚也。

【点评】《本经》首载陆英于草部下品，"唐本注"云："此即蒴藋是也，后人不识，浪出蒴藋条。"其实，自《开宝本草》才另立蒴藋，以与陆英相别白。有趣的是，蒴藋晚出，却有"陶隐居注"和"唐本注"移将其下，后学极易混淆。现已明确，陆英为忍冬科植物蒴藋的花，而蒴藋则为忍冬科植物蒴藋的全草或根。两者来自同一植物不同药用部位。《本经》以陆英"主骨间诸痹，四肢拘挛疼酸，膝寒痛，阴痿，短气不足，脚肿"；《开宝本草》用蒴藋"主风瘙瘾疹，身痒，湿痹"。两者功用同中有异，古方均甚少伍用。

夏枯草

今又谓之郁臭。自秋便生，经冬不瘁。春开白花，中夏结子，遂枯。古方九烧灰，合紧面药。初生嫩时作菜食之，须浸洗，淘去苦水，治瘰疬、鼠漏。

【点评】《本经》称其"主寒热、瘰疬、鼠瘘、头疮，破癥瘕，散瘿结气，脚肿，湿痹"，发挥清热泻火、散结消肿作用。古方配伍本品，旨在清肝明目，治疗目赤肿痛；还用于痈肿和崩漏等。

蚤休

无旁枝，止一茎，挺生，高尺余，颠有四五叶，叶有歧，似虎杖。中心又起茎，亦如是生叶，惟根入药用。

【点评】即百合科植物华重楼、云南重楼或七叶一枝花的根茎。《本经》"主惊痫，摇头弄舌，热气在腹中，癫疾，痈疮，阴蚀，下三虫，去蛇毒"，现今以清热解毒、消肿止痛、凉肝定惊为用，大体继承了古本草功用。需要指出，《中国药典》和《中华本草》则分别以重楼和蚤休为正名。

虎杖①

根微苦，《经》不言味，此草药也。《蜀本》《图经》言，作木，高丈余。此全非虎杖，大率皆似寒菊。然花、叶、茎、蕊差大为异，仍茎叶有淡黑斑。自六七月旋旋开花，至九月中方已。花片四出，其色如桃花差大，外微深。陕西山麓水次甚多，今天下暑月多煎根汁为饮，不得甘草，则不堪饮。《药性论》云：和甘草煎，尝之甘美。其味甘，即是甘草之味，非虎杖也。论其攻治则甚当。

【点评】《别录》云其"主通利月水，破留血癥结"，主治月水不调、月水不利、产后恶露不下以及癥瘕，取散瘀止痛之功。尚用于疮疡、痹痛和小便淋涩。

马勃

此唐韩退之②所谓"牛溲马勃，俱收并蓄"③者也。有大如斗者，

---

① 虎杖：虎杖出《别录》，寇氏误作《本经》。
② 韩退之：韩愈字退之，唐代诗人，文学家、哲学家、思想家。
③ 牛溲马勃，俱收并蓄：语出唐·韩愈《进学解》："玉札丹砂，赤箭青芝，牛溲马勃，败鼓之皮，俱收并蓄，待用无遗者，医师之良也。"原意比喻一般人认为无用的东西，在懂得其性能的人手里可成为有用的物品。

小亦如升朾。去膜，以蜜揉拌，少以水调，呷，治喉闭咽痛。

【点评】《别录》收录，"主恶疮、马疥"。古方用于喉痹，并有解毒之功。

蛇莓

今田野道旁处处有之，附地生。叶如覆盆子，但光洁而小，微有绉①纹。花黄，比蒺藜花差大，春末夏初，结红子如荔枝色。余如《经》。

【点评】为蔷薇科植物蛇莓的全草，来自《别录》，原称"汁大寒，主胸腹大热不止。"古方用于金疮、口疮，尚可治虫兽咬伤。现今以其清热凉血，解毒消肿，用于热病、惊痫、喉痹、痈肿、疔疮、虫蛇咬伤。

苎根

如荨麻。花如白杨而长，成穗生，每一朵，凡数十穗，青白色。

【点评】《别录》收录。"主小儿赤丹。其渍苎汁疗渴。"古今方用甚少。

菰根

蒲类。四时取根捣，绞汁用。河朔边人止以此苗饲马，曰菰蒋，及作荐。花如苇，结青子，细若青麻黄，长几寸。彼人收之，合粟为

---

① 绉：通"皱"。

粥，食之甚济饥，此杜甫所谓"愿作冷秋菰"①者是也。为其皆生水中及岸际，多食亦令人利。

【点评】为禾本科植物菰的根茎及根。古方伍用甚少。用于烦渴、解毒。

莸草

《尔雅》曰：茜音犹蔓子。《左传》亦曰："一薰一莸，十年尚犹②有臭"者，是此草。

【点评】为马鞭草科植物莸的全草。古方少用，现今以其祛暑解表，利尿解毒，用于暑湿感冒，小便淋涩。

牵牛子

诸家之说纷纷不一，陶隐居尤甚。言花状如扁豆，殊不相当。花朵如鼓子花，但碧色，日出开，日西合。"今注"又谓：其中子类荞麦，亦非也。盖直如木猴梨子，但黑色，可微炒，捣取其中粉一两，别以麸炒去皮尖者，桃仁末半两，以熟蜜和丸如梧桐子，温水服三二十丸，治大肠风秘，壅热，结涩，不可久服，亦行脾肾气故也。

【点评】本品有毒，有黑白两种，称为黑丑、白丑。泻下逐水之力略逊于甘遂、大戟之辈，但仍属峻下之品，故以治水肿实证为宜，且中病即止。古方主治便秘、水肿和腹胀痞满。现扩大到痰饮积聚，气逆喘咳，虫积腹痛。

---

① 愿作冷秋菰：语出唐代诗人杜甫诗词《热三首》。
② 犹：原脱，据《春秋左传正义·卷十二·僖公》《证类》和商本补。

蓖麻子

作朵生,从下旋旋开花而上,从下结子,宛如牛身之蜱。取子炒熟,去皮,烂嚼,临睡服三二枚,渐加至十数枚。治瘰疬,必效。

【点评】蓖麻子有小毒,《唐本草》增补,"主水癥",水研服;治"风虚寒热,身体疮痒,浮肿,尸疰,恶气"炸取油涂之。古方则用于疮痒、耳聋、产难、伤折和瘰疬。

葎草

葛勒蔓也。治伤寒汗后虚热,剉,研,取生汁,饮一合,愈。

【点评】《唐本草》增补。"主五淋,利小便,止水痢,除疟、虚热渴",古方几无使用。以其清热解毒,利水通淋,主治肺热咳嗽,肺痈,虚热烦渴,水肿,热淋,湿热泻痢,疟疾,瘰疬,热毒疮痒,皮肤瘙痒,蛇虫咬伤。

独行根

苗蔓生,子则马兜零也。根扁,其嗅稍似葛根。细捣,水调,敷丁①肿。后有马兜零条。

【点评】独行根为《唐本草》增补,即马兜铃根,"主鬼疰、积聚、诸毒、热肿、蛇毒"。《纲目》所云:木香"昔人谓之青木香,后人因呼马兜铃根为青木香,仍有呼为南木香、广木香以别之"。

---

① 丁:通"疔"。

自此以降，青木香之名借而不还，逐渐成为马兜铃根之正名。古方仅将其用于肿毒、蛇咬伤。现今以其行气止痛，解毒消肿，用于胸胁刺痛，脘腹疼痛，下痢腹痛，痈肿疮毒，湿疹等。

芭蕉

三年已上，即有花自心中出，一茎止一花，全如莲花。叶亦相似，但其色微黄绿，从下脱叶。花心但向上生，常如莲样，然未尝见其花心，剖而视之亦无蕊，悉是叶，但花头常下垂。每一朵自中夏开，直至中秋后方尽。凡三叶，开则三叶脱落。北地惜其种，人故少用。缕其苗为布。取汁，妇人涂发令黑。余说如《经》。

【点评】只云芭蕉生态与形态，未明其药用部位。古时主要用其根，《别录》记载"主痈肿、结热"，《日华子》以其绞汁服，"治天行、热狂、烦闷、消渴、患痈毒"。古方伍用，则治疮疡痈肿、热淋、消渴。

蒲公草

今地丁也，四时常有花，花罢飞絮，絮中有子，落处即生。所以庭院间亦有者，盖因风而来也。

【点评】寇氏视蒲公草为地丁，然从"花罢飞絮，絮中有子，落处即生"，结合《本草图经》绘图，可以确认蒲公草不是当今紫花地丁，而是蒲公英。

水红子

不以多少，微炒一半，余一半生用，同为末，好酒调二钱，日三服，食后、夜卧，各一服。治瘰疬，疮破者亦治。**水蓼** 大率与水红相似，但枝低尔，今造酒，取以水浸汁，和面作曲，亦假其辛味。

【点评】《唐本草》以水蓼之名增补。寇氏以水红子为正名，并将水蓼附于其下，即将水红子和水蓼的原植物视为一物。现已明确，水红子为蓼科植物荭蓼、酸模叶蓼、柳叶蓼的果实，称水红花子；水蓼为蓼科植物水蓼的全草。两者科同属不同，药用部位有别。古方伍用甚少。当今以其消瘀破积，健脾利湿，主治腹胁癥积，水臌，腹胀，瘰疬，疮肿和火眼。水蓼《唐本草》称其"主蛇毒"。偶见古方配伍治疗痔痢、下注疮、脚气。当今以其化湿行滞，祛风消肿，用于痧秽腹痛，吐泻转筋，泄泻，痢疾，风湿痹，脚气，痈肿，疥癣，跌打损伤。

角蒿

茎叶如青蒿，开淡红紫花，花大约径三四分。花罢，结角子，长二寸许，微弯。苗与角治口齿绝胜。

【点评】为紫葳科植物角蒿的全草，《唐本草》增补，"主甘湿䘌，诸恶疮有虫者"。散见含角蒿古方用于口疮和牙宣。

雀麦

今谓之燕麦，其苗与麦同，但穗细长而疏。唐刘梦得所谓"菟葵燕麦摇春风"者也。

【点评】为禾本科植物雀麦的茎叶，《唐本草》增补，"主女人产不出"。古今方剂少有配伍应用。

骨碎补

苗不似姜，姜苗如苇梢。此物苗，每一大叶两边，小叶槎牙，两两相对，叶长有尖瓣。余如《经》。

【点评】本品为水龙骨科植物槲蕨的干燥根茎。《开宝本草》收载，"主破血、止血、补阳、伤折"。古方配伍，主要治疗痹痛、打扑损伤、骨折和中风。当今尚可外治斑秃、白癜风。

马兜零

蔓生，附木而上。叶脱时，零尚垂之，其状如马项铃，故得名。然熟时则自析①，拆②间有子。全者，采时须八九月间。治肺气喘急。

【点评】《开宝本草》收载，"主肺热咳嗽、痰结、喘促，血痔、瘘疮"。古方用之，侧重治疗咳嗽、喘嗽。

灯心草

陕西亦有。蒸熟，干则拆取中心穰然灯者，是谓之熟草，又有不蒸，但生干剥取者，为生草。入药宜用生草。

【点评】《开宝本草》收载，单"主五淋"。古方配伍除治小便淋秘，尚固精壮阳，用于阳痿、遗精。

---

① 析：商本无，《证类》作"折"。
② 拆：《证类》同，商本作"折"。

威灵仙

治肠风。根性快，多服疏人五脏真气。

【点评】《开宝本草》收载，"主诸风，宣通五脏，去腹内冷滞，膈痰水，久积癥瘕，痃癖，气块，膀胱宿脓，恶水，腰膝冷疼及疗折伤"。古方取治风湿痹痛、中风、大风癞病、疥癣、脚气和诸痔。

何首乌

兼黑髭鬓，与萝卜相恶，令人髭鬓早白。治肠风热多用。

【点评】《开宝本草》收载，"主瘰疬，消痈肿，疗头面风疮、五痔，止心痛，益血气，黑髭鬓，悦颜色。久服长筋骨，益精髓，延年不老。亦治妇人产后及带下诸疾。"所治甚广，祛邪与扶正并举。古方用于大风癞病、中风、疮疡、瘰疬、须发早白、痔漏、肠风下血和诸虚。补益之用未成主导。尚需指出，现已确认本品有肝毒性，不宜作为补益之品长期服用。

五倍子

今染家亦用。口疮以末掺之，便可饮食。

【点评】《开宝本草》收载，所治"齿宣、疳䘌，肺脏风毒流溢皮肤，作风湿癣疮瘙痒，脓水，五痔下血不止，小儿面鼻疳疮。"古方用于疮疡痈疽、诸痔下血、口疮、须发早白等。

金樱子

《经》：九月十月熟时采，不尔，复令人利①。

【点评】《开宝本草》收载，"疗脾泄下痢，止小便利，涩精气。"皆取收涩之用。古方配伍，主要补益诸虚、固精止遗，治疗阳痿、遗精、小便利多者。此外，其叶、根也可入药，古时以子伍用略多。

萱草

根洗净研汁一盏，生姜汁半盏相和，时时细呷，治大热衄血。

【点评】《开宝本草》收载，"治沙淋，下水气，主酒疸黄色通身者"。古方散在伍用，用于痈疽、鼻衄、脏毒下血。

葫芦巴

《本经》云："得茴香子、桃仁，治膀胱气甚效。"②尝合，惟桃仁麸炒，各等分，半以酒糊丸，半为散。每服五七十丸，空心食前盐酒下。散以热米饮调下，与丸子相间，空心服。日各一二服。

【点评】《嘉祐本草》称其"主元脏虚冷气"。元脏者，肾脏也。故肾虚、肾脏虚冷诸疾多伍用之。古方取之主治疝痛、肾虚（阳痿、遗精、壮筋骨）、诸虚、沉寒痼冷。

---

① 九月十月熟时采，不尔，复令人利：非《本经》文。
② 得茴香子、桃仁，治膀胱气甚效：葫芦巴为《嘉祐本草》所增，此语当来自本书，非《本经》文。

金星草

丹石毒发于背，及一切痈肿。每以根叶一分，用酒一大盏，煎汁服。不惟下所服石药，兼毒去、疮愈。如不欲酒，将末一二钱，新汲水调服，以知为度。

【点评】《嘉祐本草》补入，"主痈疽、疮毒，大解硫黄及丹石毒，发背、痈肿、结核"，"根碎之，浸油涂头，大生毛发"。古方伍用甚少，散见用于痈疽、恶疮、发背、瘰疬。

木贼

细剉，微微炒，捣为末，沸汤点二钱，食前服，治小肠膀胱气，缓缓服必效。

【点评】《嘉祐本草》补入，"主目疾，退翳膜，又消积块，益肝胆明目，疗肠风，止痢，及妇人月水不断。"零星古方配伍治疗目昏暗、目赤痛。

本草衍义卷十三

茯苓

乃樵斫讫多年松根之气所生。此盖根之气味，噎郁未绝，故为是物。然亦由土地所宜与不宜。其津气盛者，方发泄于外，结为茯苓，故不抱根而成物。既离其本体，则有苓之义。茯神者，其根但有津气而不甚盛，故止能伏结于本根，既不离其本，故曰茯神。此物行水之功多，益心脾不可阙也。或曰松既樵矣，而根尚能生物乎？答曰：如马勃、菌、五芝、木耳、石耳之类，皆生于枯木、石、粪土之上，精英未沦，安得不为物也。其上有菟丝，下有茯苓之说，甚为轻信。

【点评】《本经》云其"主胸胁逆气，忧恚惊邪恐悸，心下结痛，寒热烦满，咳逆，口焦舌干，利小便。久服安魂养神"，功用比较广泛。古方配伍本品，治疗诸虚、虚劳、吐利、呕吐、心虚惊悸、泄痢、消渴、咳嗽、痰饮、中风等多种病症。

琥珀

今西戎亦有之，其色差淡而明澈。南方者色深而重浊，彼土人多碾为物形。若谓千年茯苓所化，则其间有沾着蝾蠃蜂蚁宛然完具者，是极不然也。《地理志》云：林邑多琥珀，实松脂所化耳。此说为胜，但土地有所宜不宜，故有能化有不能化者。张茂先又为①烧蜂窠所作，不知得于何处。以手摩热，可以拾芥。余如《经》。

【点评】《别录》收录，称其"主安五脏，定魂魄，杀精魅邪鬼，消瘀血，通五淋"。侧重安神、通淋之用。然古方伍用，主治月水不通、月水不调、月水来腹痛、产后恶露不尽的月经病和产后病，同时治疗惊风、心虚惊悸和小便淋秘。

松黄

一如蒲黄，但其味差淡。治产后壮热、头痛颊赤、口干唇焦、多烦躁渴、昏闷不爽。松花、川芎、当归、石膏、蒲黄五物等同为末，每服二钱，水二合，红花二捻，同煎七分，去滓，粥后温温细呷。**松子** 多东海来，今关右亦有，但细小味薄，与柏子仁同治虚秘。

【点评】松黄《本经》首载，原称松脂；松子《别录》补充，原称松实。松黄"主疽、恶疮、头疡、白秃、疥瘙、风气，安五脏，除热"；松子"主风痹、寒气、虚羸、少气，补不足"。松黄古方伍用甚少，仅见治疗大风癞病、舌上出血者；松子复方则用于便秘、乌髭发、虚劳、伤寒后不得眠和咳嗽。

柏

取涚②以疗马瘹疥。今未见用松涚者。老人虚秘，柏子仁、大麻子仁、松子仁等分，同研，溶白蜡③，丸桐子大。以少黄丹汤，服二三十丸，食前。尝官陕西，每登高望之，虽千万株，皆一一西指。盖

---

① 为：商本作"谓"。

② 涚（yì 诣）：《集韵》："烧松枝取汁曰涚"。

③ 蜡：原作"腊"，据柯本改。

此木为至坚之木，不畏霜雪，得木之正气，他木不逮也。所以受金之正气所制，故一一向之。

【点评】《本经》以柏实首载，即柏子仁，云其"主惊悸，安五脏，益气，除风湿痹。"古方配伍则治虚劳、诸虚、心虚惊悸、目昏暗、月水不调、便秘。

桂

大热。《素问》云：辛甘发散为阳。故汉张仲景桂枝汤治伤寒表虚，皆须此药，是专用辛甘之意也。《本草》第一又云："疗寒以热药"。故知三种之桂，不取菌桂、牡桂者，盖此二种，性止温而已，不可以治风寒之病。独有一字桂，《本经》言甘辛大热，此正合《素问》辛甘发散为阳之说，尤知菌、牡二桂不及也，然《本经》止言桂，仲景又言桂枝者，盖亦取其枝上皮。其木身粗厚处，亦不中用。诸家之说，但各执己见，终无证据。今又谓之官桂，不知缘何而立名。虑后世为别物，故书之。又有桂心，此则诸桂之心，不若一字桂也。

【点评】《本经》首载牡桂、菌桂，《别录》增桂一条。陶弘景曰："《本经》唯有菌、牡二桂，而桂用体大同小异，今俗用便有三种，以半卷多脂者，单名桂，入药最多。"似乎尚未说清三者关系。《唐本草》所云："牡桂即今木桂及单名桂者是也。此桂花、子与菌桂同，唯叶倍长，大小枝皮俱名牡桂。然大枝皮肉理粗虚如木，肉少味薄，不及小枝皮肉多半卷，中心皱起，味辛美，一名肉桂、一名桂枝、一名桂心。"明确牡桂与桂实为一物，而肉桂、桂枝和桂心则是其别名。《纲目》进一步明确："桂即牡桂之厚而辛烈者，牡桂即桂之薄而味淡者"，又称桂"即肉桂也，厚而辛烈，去粗皮用，其去内外皮者，即为桂心。"如此，便把诸桂区别开来。

枫香

与松脂皆可乱乳香，尤宜区别。枫香微黄白色，烧之尤见真伪。兼能治风瘾疹痒毒。水煎，热煠①洗。

【点评】《唐本草》增补，"主瘾疹风痒，浮肿，齿痛"。古方配伍用于风瘙瘾疹，疮疡。又作香料。

干漆

若湿漆，药中未见用。凡用者，皆干漆耳。其湿者，在燥热及霜冷时则难干，得阴湿，虽寒月亦易干。亦物之性也。若霑渍人，以油治之。凡验漆，惟稀者以物蘸起细而不断，断而急收起，又涂于干竹上，荫之速干者，并佳。余如《经》。

【点评】《本经》云：干漆"主绝伤，补中续筋骨，填髓脑，安五脏、五缓六急、风寒湿痹。"古方配伍本品，主治积聚、癥瘕、月水不通、产后恶露不尽、诸虫。

蔓荆实

诸家所解，蔓荆、牡荆纷纠不一。《经》既言蔓荆，明知是蔓生，即非高木也。既言牡荆，则自是木上生者。况《汉书·郊祀志》所言"以牡荆茎为幡竿"，故知蔓荆即子大者是，又何疑焉。后条有栾荆，此即便是牡荆也。子青色，如茱萸，不合更立栾荆条。故文中云：本草不载，亦无别名，但有栾花，功用又别，断无疑焉。"注"中妄称

① 煠（yè 页）：《博雅》：瀹也。瀹者，煮也。

石荆当之，其说转见穿凿。

【点评】《本经》本条之末称"小荆实亦等"，陶弘景辨曰："小荆即应是牡荆，牡荆子大于蔓荆子，而反呼为小荆，恐或以树形为言，复不知蔓荆树若高大。"《唐本草》注云："呼牡荆子为'小荆实亦等'者，言其功用与蔓荆子同也。"此或许是《本经》将小荆附本条之下的原因。需要指出，蔓荆子为马鞭草科植物单叶蔓荆或蔓荆的果实；牡荆子为马鞭草科植物牡荆的果实。现今功用已有区别。《本经》以其"主筋骨间寒热，湿痹，拘挛，明目，坚齿，利九窍，去白虫"，古方应用，则针对中风、大风癞病、风瘙痒、风头痛、目赤痛和风头眩等病症。

桑寄生

新旧书云：今处处有之。从宦南北，实处处难得，岂岁岁窠斫摘践之苦，而不能生邪？抑方宜不同也？若以为鸟食物子落枝节间，感气而生，则麦当生麦，谷当生谷，不当但生此一物也。又有于柔滑细枝上生者，如何得子落枝节间？由是言之，自是感造化之气，别是一物。古人当日惟取桑上者，实假其气耳。又云今医家鲜用，此极误矣。今医家非不用也，第以难得真桑上者。尝得真桑寄生，下咽必验如神。向承乏①吴山，有求药于诸邑者，乃遍令人搜摘，卒不可得，遂以实告，甚不乐。盖不敢以伪药罔人。邻邑有人伪以他木寄生送之，服之逾月而死。哀哉！

【点评】陶弘景云："桑上者名桑上寄生"，尚有"用杨上、枫上者，则各随其树名之。"现已明确，还有寄生于桃树、梨树、橘树、柠檬等多种植物之上。古方配伍本品，以安胎最胜。其次治

---

① 承乏：谦称。表示所任职务一时无适当人选，暂由自己充数。

疗乳痈、痈疽、中风、诸血（包括崩漏）、腰膝疼痛、月水不调等。

沉香木①

岭南诸郡悉有之，旁海诸州尤多。交干连枝，岗岭相接，千里不绝。叶如冬青，大者合数人抱。木性虚柔，山民或以构茅庐，或为桥梁，或为饭甑尤佳。有香者百无一二。盖木得水方结，多在折枝枯干中，或为沉，或为煎，或为黄熟。自枯死者，谓之水盘香。今南恩、高、窦等州，惟产生结香。盖山民入山，见香木之曲干斜枝，必以刀斫成坎，经年得雨水所渍，遂结香。复以锯取之，刮去白木，其香结为斑点，遂名鹧鸪斑，燔之极清烈。沉之良者，惟在琼崖等州，俗谓之角沉。黄沉乃枯木中得者，宜入药用。依木皮而结者，谓之青桂，气尤清。在土中岁久，不待刓剔而成者，谓之龙鳞。亦有削之自卷，咀之柔韧者，谓之黄蜡沉，尤难得也。然《经》中止言疗风水毒肿，去恶气②，余更无治疗。今医家用以保和卫气，为上品药，须极细为佳。今人故多与乌药磨服，走散滞气，独行则势弱，与他药相佐，当缓取效，有益无损。余药不可方也。**薰陆香** 木叶类棠梨。南印度界阿吒厘国出，今谓之西香。南番者更佳，此即今人谓之乳香，为其垂滴如乳。镕塌在地者，谓之塌香。皆一也。

【点评】《别录》以沉香和薰陆香分立条次收录。据《南方草木状》所记："蜜香、沉香、鸡骨香、黄熟香、栈香、青桂香、马蹄香、鸡舌香，案此八物同出于一树。"是古时沉香多种商品规格的称谓。《别录》云：沉香"疗风水、毒肿，去恶气"。古方则用

---

① 木：原作"水"，据《证类》改。
② 疗风水毒肿，去恶气：此为《别录》文，寇氏误作《本经》文。

于气滞、痞气、噎膈、诸虚、肾虚(冷)、脾胃虚弱(冷)、痼冷、疮疡、痈疽、虚劳等。《别录》云：薰陆香"疗风水、毒肿，去恶气、伏尸"，与沉香初期功用无异。但古方配伍应用差异较大，主治疮疡、痈疽、跌打损伤，并治痹痛、中风、惊风、牙痛等。今则以其活血行气，通经止痛，消肿生肌。

丁香

《日华子》云："治口气。"此正是御史所含之香。治胃寒及脾胃冷气不和。有大者名母丁香，气味尤佳。为末，缝纱囊如小指，实末，内阴中，主阴冷病，中病便已。

【点评】《开宝本草》收载，"主温脾胃，止霍乱，壅胀、风毒、诸肿、齿疳䘌"。古方用之，以疗呕吐、脾胃虚弱(冷)、气滞、噎膈、霍乱、积聚、疳疾为重。

檗木

今用皮。以蜜匀炙，与青黛各一分，同为末，入生龙脑一字，研匀。治心脾热，舌颊生疮。当掺疮上，有涎即吐。又张仲景檗皮汤，无不验。《伤寒论》中已著。

【点评】檗木即黄柏。《本经》"主五脏肠胃中结热、黄疸、肠痔，止泄痢、女子漏下赤白、阴伤蚀疮"；《别录》补充"疗惊气，在皮间肌肤热赤起，目热赤痛、口疮"之用。古方主治疮疡、痈疽、口舌疮和诸痢。现今以其清热燥湿、泻火解毒，主治湿热泄泻、痢疾、黄疸、淋浊、带下诸疾。另外，《伤寒论》有治疗身黄、发热的栀子柏皮汤，并无柏皮汤。

辛夷

先花后叶，即木笔花也。最先春以具花，未开时其花苞有毛，光长如笔，故取像曰木笔。有红、紫二本，一本如桃花色者，一本紫者。今入药当用紫色者，仍须未开时收取。入药当去毛苞。

【点评】为木兰科植物望春玉兰、玉兰和武当玉兰的干燥花蕾。《本经》以其"主五脏身体寒热、风头脑痛、面䵟"。古方配伍本品，以入面膏灭瘢痕，治面奸疱、面䵟䵴，泽面最为盛行。尚用于鼻塞不通、不闻香臭、生发、疮疡。

榆皮

今初春先生荚者是。去上皱涩干枯者，将中间嫩处，剉、干、硙为粉。当歉岁，农将以代食。叶青嫩时收贮，亦用以为羹茹。嘉祐年过丰、沛，人阙食，乡民多食此。

【点评】因采树皮下白者，古方习称榆白皮。《本经》"主大小便不通，利水道，除邪气"。古方用之，治疗诸淋、产难，胞衣不下，取其滑利之性。

芜荑①

有大小两种，小芜荑即榆荚也。揉取仁，醞为酱，味尤辛。入药当用大芜荑，别有种。然小芜荑醞造，多假以外物相和，不可不择去也。治大肠寒滑及多冷气，不可阙也。

---

① 芜荑：此药卷十四有论，可互参。

【点评】为榆科榆属植物大果榆的种子。《本经》取其"主五内邪气，散皮肤骨节中淫淫，温行毒，去三虫，化食"。古方伍用，主治诸虫、小儿痔疾，并疗痢疾等。

酸枣

微热。《经》不言用仁，仍疗不得眠①。天下皆有之，但以土产宜与不宜。嵩阳子曰："酸枣县，即滑之属邑，其木高数丈，味酸，医之所重。今市人卖者，皆棘子。"此说未尽。殊不知小则为棘，大则为酸枣，平地则易长，居崖堑则难生。故棘多生崖堑上，久不樵则成干，人方呼为酸枣，更不言棘，徒以世人之意如此，在物则曷若是也。其实一②本。以其不甚为世所须，及碍塞行路，故成大木者少，多为人樵去。然此物才及三尺，便开花结子。但窠小者气味薄，本大者气味厚，又有此别。今陕西临潼山野所出者亦好，亦土地所宜也，并可取仁。后有白棘条，乃是酸枣未长③大时，枝上刺也。及至长成，其刺亦少，实亦大。故枣取大木，刺取小窠也，亦不必强分别尔。

【点评】以酸枣种仁入药。《本经》"主心腹寒热邪结气聚、四肢酸疼、湿痹"；《别录》补充疗"烦心、不得眠，脐上下痛、血转、久泄、虚汗、烦渴、补中益肝气，坚筋骨，助阴气"诸用。所谓"烦心、不得眠"，大概吸纳了张仲景用于"虚劳，虚烦，不得眠"的酸枣仁汤的治疗经验。配伍后，主治不得眠、心虚、惊悸、痹痛、中风等。

---

① 不言用仁，仍疗不得眠：此为《别录》文，非《本经》文。
② 一：原脱，据《证类》补。
③ 长：原作"为"，据《证类》、商本、颜本改。

槐实

止言实，今当分为二。实本出夹①中，若捣夹作煎者，当言夹也。夹中子，大如豆，坚而紫色者，实也。今本条不析出夹与夹中子，盖其用各别，皆疏导风热。

【点评】《本经》云："主五内邪气热，止涎唾，补绝伤，五痔、火疮。妇人乳瘕、子脏急痛。"古方配伍本品，主治肠风下血、诸痔、目赤肿痛、目昏暗。

槐花

今染家亦用，收时折②其未开花，煮一沸，出之釜中，有所澄下稠黄滓，渗漉为饼，染色更鲜明。治肠风热泻血甚佳，不可过剂。

【点评】《嘉祐本草》补入，"治五痔、心痛、眼赤，杀腹藏虫，及热治皮肤风，并肠风泻血，赤白痢"。古方则疗诸痔、肠风下血，及鼻衄、吐血和崩漏；尚用于热痢、目赤痛等。

枸杞

当用梗皮，地骨当用根皮，枸杞子当用其红实，是一物有三用。其皮寒，根大寒，子微寒，亦三等。此正是孟子所谓"性由杞柳"之杞。后人徒劳分别，又为③之枸棘，兹强生名耳。凡杞未有无棘者，虽大至有成架，然亦有棘。但此物小则多刺，大则少刺，还如酸枣及

① 夹：通"荚"。
② 折：原作"所"，据《证类》、商本改。
③ 为：商本作"谓"。

棘，其实皆一也。今人多用其子，直为补肾药，是曾未考究《经》意，当更量其虚实冷热用之。

【点评】《本经》"主五内邪气，热中，消渴，周痹，久服坚筋骨"。古方重在补益诸虚，包括肾虚遗精、阳痿、须发早白、衰老、精髓不足；补肝肾而疗目昏暗、内外障眼，以及气血虚少。另治消渴和诸痹。

本草衍义卷之十四

龙眼

《经》曰：一名益智。今专为果，未见入药。"补注"不言，《神农本草》编入木部中品，果部中复不曾收入。今除为果之外，别无龙眼。若为益智子，则专调诸气，今为果者复不能也。矧自有益智条，远不相当，故知木部龙眼，即便是今为果者。按"今注"①云："甘味归脾，而能益智。"此说甚当。

【点评】益智为姜科植物益智的干燥成熟果实，龙眼为无患子科植物龙眼的假种皮，两者不易混淆。称龙眼一名益智，仅别名而已。《本经》称其"主五脏邪气、安志、厌食"。古方归脾汤龙眼与众药配伍治心悸、出血和健忘，他方伍用者甚少。今则补心脾，益气血，安心神，常与枸杞子、黄芪、人参、大枣伍用。

厚朴

今西京伊阳县及商州亦有，但薄而色淡，不如梓州者厚而紫色有油。味苦，不以姜制，则棘人喉舌。平胃散中用，最调中。至今此药盛行，既能温脾胃气，又能走冷气，为世所须也。

---

① 今注：《开宝本草》所注。

【点评】《本经》云其"主中风伤寒、头痛、寒热、惊悸、气血痹、死肌，去三虫"。对泄泻、诸痢、呕吐、痞满、脾胃虚弱（冷）者，古方配伍最众，以其温胃燥湿，导滞除满故也。

猪苓

行水之功多，久服必损肾气、昏人目。果欲久服者，更宜详审。

【点评】猪苓为多孔菌科真菌猪苓的菌核，《本经》首载，"主痎疟，解毒，蛊疰不祥，利水道。"古方配伍猪苓，主治水肿，其次疗淋涩、消渴、疟疾和中暑。当今以其利水渗湿，主治小便不利、水肿胀满、泄泻、淋浊、带下。

竹叶

凡诸竹与笋，性皆微寒，故知叶其用一致。《本经》不言笋及苦竹性，若取沥作油，亦不必强择也。张仲景竹叶汤用淡竹。笋难化，不益脾。邻家一小儿，方二岁，偶失照管，壮热、喘粗、不食、多睡、仰头、呻吟、微呕逆、瞑目、多惊，凡三五日，医作慢惊治之。治不对病，不愈。忽然其母误将有巴豆食药作惊药，化五丸如麻子大，灌之。良久，大吐，有物噎于喉中，乳媪以指摘出之，约长三寸，粗如小指，乃三日前，临阶曝者干箭笋。是夜诸证皆定，次日但以和气药调治，遂安。其难化也如此。《经》曰：问而知之者谓之工。小儿不能问，故为难治，医者当审谨①也。

【点评】《本经》首载竹叶，《别录》认定为"箽竹叶"，又另出淡竹叶。《中华本草》认为淡竹叶出《滇南本草》，显然不妥。竹

---

① 谨：《证类》作"慎"。下同。

叶为禾本科植物淡竹的叶；淡竹叶为禾本科植物淡竹叶的干燥茎叶。《本经》称：竹叶"主咳逆上气，溢筋急恶疡，杀小虫"。《别录》云：淡竹叶"主胸中痰热，咳逆上气"。古方两者均用于目赤痛、诸热、烦渴、淋涩、痈疽、口舌疮。现今认为，两者功用基本相同。前者长于清热泻火，除烦生津，后者工于清热利尿，适于心经移热于小肠所见心烦、口疮、小便短赤、热淋涩痛；前者除胸中痰热而止咳逆，后者引热下行，使鼻衄、牙龈肿痛等上焦邪热随小便而解。此外，竹笋、竹实、竹沥也作药用。

枳实　枳壳

一物也。小则其性酷而速，大则其性详而缓。故张仲景治伤寒仓卒之病，承气汤中用枳实，此其意也。皆取其疏通决泄、破结实之义。他方但导败风壅之气，可常服者，故用枳壳，其意如此。

【点评】枳实和枳壳分别出自《本经》和《别录》。实"主大风在皮肤中，如麻豆苦痒，除寒热结，止痢"；壳"主风痒、麻痹，通利关节、劳气、咳嗽、背膊闷倦，散留结、胸膈痰滞，逐水消胀满、大肠风，安胃止风痛。"古方伍用枳实，用于痞满、胁肋心腹胀满、脾胃虚弱、痰饮、便秘、疮疡痈疽、诸痔、胸痹和咳嗽；伍用枳壳，用于诸痔、痞满、心腹胀满、便秘、痰饮、积聚、虚劳、风瘙瘾疹、肠风下血、中风、头痛和下痢。两者主治大同小异，但有所侧重。

山茱萸①

与吴茱萸甚不相类。山茱萸色红，大如枸杞子。吴茱萸如川椒，

---

① 山茱萸：本卷卷首龙眼条起至本条，原六药文字全脱，据《证类》、柯本、商本、颜本补。

初结子时，其大小亦不过椒，色正青。得名则一，治疗又不同。未审当日何缘如此命名。然山茱萸补养肾脏，无一不宜。《经》与"注"所说备矣。

【点评】《本经》云："主心下邪气、寒热、温中逐寒、湿痹，去三虫"，皆为祛邪，毫无补益之用。自《别录》补充"强阴益精"；《药性论》以其"补肾气，兴阳道，坚长阴茎，添精髓，疗耳鸣"，补肾之功得以确立。古方配伍本品，主要调补诸虚，尤以肾虚所见阳痿、遗精、耳聋耳鸣、骨痿羸瘦、痼冷为重，虚劳也占较大比重。此外，用于诸痹、消渴、中风、目昏暗和风头眩。

吴茱萸

须深汤中浸去苦烈汁，凡六七过始可用。今文①与"注"及"注"中药法皆不言，亦漏落也。此物下气最速，肠虚人服之愈甚。

【点评】《本经》云：其"主温中下气、止痛、咳逆、寒热，除湿血痹，逐风邪，开腠理"。古方取用，主治泄痢、痞满、脚气、月水不调（月水来腹痛）、脾胃虚冷、诸疝、心腹冷痛、痼冷、噎膈。

栀子

仲景治发汗吐下后，虚烦不得眠，若剧者，必反覆颠倒，心中懊恼，栀子豉汤治之。虚，故不用大黄，有寒毒故也。栀子虽寒无毒，治胃中热气，既亡血、亡津液，腑脏无润养，内生虚热，非此物不可

---

① 文：原脱，据《证类》、柯本、商本、颜本补。

去，张仲景《伤寒论》已著。又治心经留热，小便赤涩，去皮山栀子、火炮大黄、连翘、甘草炙，等分，末之，水煎三二钱匕，服之无不效。

【点评】《本经》"主五内邪气、胃中热气、面赤酒皰、齇鼻、白癞、赤癞、疮疡"，皆驱逐邪热，治疗皮肤诸病。古方配伍本品，主治诸热、痈疽、汤火疮、丹毒、目赤肿痛、伤寒、黄疸、诸淋、便秘、痉病（惊痫、惊热）、出血（发斑、鼻衄、脏毒下血）和心虚烦躁。

槟榔

二书所说甚详，今人又取尖长者入药，言其快锐①速效，屡尝试之，果如其说。

【点评】《别录》收录，"主消谷逐水，除痰癖，杀三虫、伏尸，疗寸白"。配伍在古方中，主治脚气、积聚癥瘕、痞满、心腹胀满、水肿、诸虫、呕吐、便秘和痰饮。

合欢花

其色如今之醮晕线，上半白，下半肉红，散垂如②丝，为花之异。其绿叶至夜则合，又谓之夜合花。陈藏器③、《日华子》皆曰皮杀虫，又曰续筋骨。《经》中不言。

【点评】《本经》首载之合欢，乃合欢之树皮也。合欢花古时

① 其快锐：原脱，据《证类》、柯本、商本、颜本补。
② 散垂如：原脱，据《证类》、柯本、商本、颜本补。
③ 陈藏器：原脱，据《证类》、柯本、商本、颜本补。

入药甚少。在含夜合花的少数古方中，主要用于跌打损伤和疮疡痈疽，如《太平圣惠方》夜合花丸治疗腰脚疼痛。今以其解郁安神，治疗心神不安，忧郁，失眠。古今主治迥异。

秦椒

此秦地所实者，故言秦椒。大率椒株皆相似，秦椒①但叶差大，椒粒亦大而纹低，不若蜀椒皱纹高，为异也②。然秦地亦有蜀种椒，如此区别。

【点评】《本经》首载秦椒、蜀椒，分置中品和下品。对两者关系早期本草多有考察，一直未能定论。寇氏注意到"大率椒株皆相似"，但又从椒叶和椒实上予以区别。至《纲目》方云："秦椒，花椒也。始产于秦，今处处可种，最易蕃衍。其叶对生，尖而有刺。四月生细花。五月结实，生青熟红，大于蜀椒，其目亦不及蜀椒目光黑也。"综合诸论，《中华本草》确认历代本草所述秦椒和蜀椒，其原植物均系芸香科植物花椒或青椒的果皮。《本经》称：秦椒"主风邪气、温中除寒痹、坚齿发、明目"。在古方中，伍用花椒主治疥癣；配伍秦椒主治须发黄白或脱落；而含蜀椒（包括川椒）复方则用于诸虚、虚劳、疥癣、诸疝、牙痛、脚气、风湿痹等。主治互有参差，原因何在？尚待深入研究。

卫矛

所在山谷皆有之，然未尝于平陆地见也。叶绝少③，其茎黄褐

---

① 秦椒：原脱，据《证类》、柯本、商本、颜本补。
② 为异也：原脱，据《证类》、柯本、商本、颜本补。
③ 绝少：原脱，据《证类》、柯本、商本、颜本补。

色，若檗皮，三面如锋刃，人家多燔之遣祟①。方②家用之亦少。

【点评】现以鬼箭羽为正名，系卫矛科植物卫矛的具翅状物的枝条或翅状附属物。《本经》称其"主女子崩中下血，腹满，汗出，除邪，杀鬼毒、蛊疰"。古方配伍本品，主治诸疰、诸尸、女子月水不通或不调、产后恶露不尽腹痛。

紫葳

今蔓延而生，谓之为草。又有木身，谓之为木。又须③物而上。然干不逐冬毙，亦得木之多也，故分入木部为④至当。唐白乐天诗："有木名凌霄，擢秀非孤标。"⑤由是益知非草也。《本经》又云："茎叶味苦⑥。"是与瞿麦别一种甚明。"唐本注"云："且紫葳、瞿麦皆《本经》所载，若用瞿麦根为紫葳，何得复用茎叶？"此说尽矣。然其花赭黄色，本条虽不言其花，又却言茎叶味苦，则紫葳为花，故可知矣。

【点评】为紫葳科植物凌霄的花，现以凌霄花为正名。《本经》首载，"主妇人产乳余疾，崩中，癥瘕，血闭，寒热，羸瘦，养胎"。古方配伍，主治月水不通、月水不利、风瘙瘾疹、产后恶露不尽。

芜荑⑦

性温，治大肠寒滑多冷气，不可阙也，须佐以他药为丸服。温而

---

① 遣祟：消除天或鬼神带来的灾祸。
② 遣祟方：原脱，据《证类》、柯本、商本、颜本补。
③ 须：原脱，据《证类》、柯本、商本、颜本补。
④ 部为：原脱，据《证类》、柯本、商本、颜本补。
⑤ 有木名凌霄，擢秀非孤标：诗句出自白居易的《咏凌霄花》。
⑥ 茎叶味苦：此为《别录》文，非《本经》文。
⑦ 芜荑：卷十三已有专条，此条重出。

散走寒气。

【点评】所云"性温""多冷气""须佐以他药为丸服。温而散走寒气"，《证类》不载，而"治大肠寒滑""不可阙也"，在卷十三芜荑条下则为其所述之片段。

茗　苦搽①

今茶也。其文有陆羽《茶经》、丁谓《北苑茶录》、毛文锡《茶谱》、蔡宗颜《茶山节对》。其说甚详。然古人谓其芽为雀舌、麦颗，言其至嫩也。又有新芽一发便长寸余，微粗如针。惟芽长为上品，其根干、水土，力皆有余故也。如雀舌、麦颗，又下品。前人未尽识，误为品题。唐人有言曰："释滞消壅，一日之利暂佳②。"斯言甚当，饮茶者宜原其始终。又，晋温峤上表"贡茶千斤，茗三百斤。"郭璞曰："早采为茶，晚采为茗。"茗，或曰荈尺兖切③，叶老者也。

【点评】《尔雅·释木》郭璞注："早采为茶，晚采为茗。"《茶经》所谓："一曰茶、二曰槚，三曰蔎，四曰茗，五曰荈"也，因采之早晚而异其名。茗与荈为最晚采者，皆是茶树嫩牙，也称茶芽，故相提并论。此为《唐本草》所附，茗"主瘘疮，利小便，去痰热渴，令人少睡，春采之"；苦搽"主下气消宿食，作饮加茱萸、葱、姜等良"。

桑根白皮

条中桑之用稍备，然独遗乌椹，桑之精英尽在于此。采摘，微

---

① 搽（chá 茶）："茶"的别体字。
② 释滞消壅，一日之利暂佳：语出唐右补阙綦毋旻著《代茶饮序》。
③ 切：原脱，据《证类》，柯本补。

研，以布滤去滓，石器中熬成稀膏，量多少入蜜，再熬成稠膏，贮瓷器中。每抄一二钱，食后、夜卧，以沸汤点服。治服金石发热渴，生精神，及小肠热，性微凉。

【点评】桑之药用，有桑根白皮、桑枝、桑叶、桑椹诸品。《本经》称桑根白皮"主伤中、五劳六极、羸瘦、崩中、脉绝、补虚益气"，侧重补虚。《别录》补充"去肺中水气、唾血、热渴、水肿、腹满胪胀，利水道，去寸白"，偏重泻实。而古方取用，主治咳嗽、喘嗽、水肿。

白棘

一名棘针，一名棘刺。按：《经》如此甚明，诸家之意强生疑惑，今掠不取，求其《经》而可矣。其白棘，乃是取其肥盛紫色，枝上有皱薄白膜先剥起者，故曰白棘。取白之意，不过如此。其棘刺花，乃是棘上所开花也，余无他义。今人烧枝取油，涂垢发，使垢解。

【点评】鼠李科植物酸枣的棘刺，与酸枣仁同一植物，《本经》首载，"主心腹痛、痈肿，溃脓，止痛"。配伍在古方中，主治疔疮、痈肿、肾虚、牙宣。

龙脑

条中与《图经》所说各未尽。此物大通利关①膈热塞，其清香为百药之先。大人、小儿风涎闭壅及暴得惊热，甚济用。然非常服之药，独行则势弱，佐使则有功。于茶亦相宜，多则掩茶气味，万物中香无

---

① 关：《证类》作"开"。

出其右者。西方秣①罗矩②吒国，在南印度境，有羯布罗香。干如松株，叶异，湿时无香。采干之后折之，中有香，状类云母，色如冰雪，此龙脑香也。盖西方亦有。

【点评】为龙脑香科植物龙脑香树脂中析出的天然结晶性化合物，即今之冰片。《唐本草》增补，"主心腹邪气、风湿、积聚、耳聋。明目，去目赤肤翳"。古方伍用本品，主治惊风、诸痫、中风、目赤肿痛、目生翳膜、内外障眼、头痛、风热。体现开窍醒神、散热止痛、明目去翳的基本功能。

菴摩勒

余甘子也。解金石毒，为末，作汤点服。《佛经》中所谓菴摩勒果者是此。盖西度亦有之。

【点评】为大戟科植物余甘子的果实，藏医习用药物，《唐本草》增补。"主风虚热气"。古方伍用甚少。当今以其清热利咽、消食健胃、润肺止咳，用于食积、腹胀、咳嗽、喉痹、口渴。

紫矿

如糖霜结于细枝上，累累然，紫黑色，研破则红。今人用造绵烟脂，迩来亦难得。余如《经》。

【点评】《唐本草》将紫矿与骐驎竭同条，骐驎竭又称麒麟竭，为血竭旧称。《唐本草》曰：紫矿"与骐驎竭二物大同小异"，后世《开宝本草》和《本草图经》在产地、形态和功用方面均持异议。

---

① 秣：原作"抹"，《证类》同，据《大唐西域记》卷十改。
② 矩：原作"短"，据《大唐西域记》卷十改。

现已明确，紫矿为紫胶虫科昆虫紫胶虫在树枝上分泌胶质；血竭为棕榈科植物麒麟竭果实和树干中的树脂或龙舌兰科剑叶龙血树、长花龙血树木材中的树脂。《唐本草》将两者功能统一为"主五脏邪气、带下，止痛，破积血、金疮，生肉"；现则以紫草茸（紫矿正名）和血竭分立条次。紫草茸能清热凉血，解毒；血竭则散瘀定痛，止血生血。

天竹黄

自是竹内所生，如黄土着竹成片。凉心经，去风热，作小儿药尤宜，和缓故也。

【点评】《开宝本草》收载，"主小儿惊风、天吊，镇心明目，去诸风热，疗金疮，止血，滋养五脏"，古方配伍，主治惊风、惊痫、中风、风热、疳疾、心虚惊悸、烦躁和出血。

天竺桂

与牡、菌桂同，但薄而已。

【点评】《开宝本草》收载，天竺桂又名竺香、山肉桂、土肉桂、土桂、山玉桂。樟科植物，常绿乔木。能温中散寒，理气止痛，用于胃痛、腹痛和风湿痹痛；外用治跌打损伤。可制香料。

乌药

和来气少，走泄多，但不甚刚猛。与沉香同磨作汤点。治胸腹冷气，甚稳当。

【点评】《开宝本草》收载，"主中恶、心腹痛、蛊毒、疰忤鬼气、宿食不消、天行疫瘴、膀胱肾间冷气攻冲背脊，妇人血气，小儿腹中诸虫"，古方伍用，主治中风、脚气、气滞、诸痹、月水不调。

没药

大概通滞血，打扑损疼痛，皆以酒化服。血滞则气壅淤，气壅淤则经络满急，经络满急，故痛且肿。凡打扑着肌肉须肿胀者，经络伤，气血不行，壅淤，故如是。

【点评】《开宝本草》收载，"主破血止痛，疗金疮、杖疮，诸恶疮、痔漏，卒下血、目中翳，晕痛、肤赤"，古方伍用，主治打扑损伤、疮疡痈疽、产后心腹疼痛、诸痹、中风、月水不通。

墨

松之烟也。世有以粟草灰伪为者，不可用。须松烟墨，方可入药，然惟远烟为佳。今高丽国每贡墨于中国，不知用何物合和，不宜入药。此盖未达不敢尝之义。又治大吐①血，好墨细末二钱，以白汤化阿胶清调，稀稠得所，顿服，热多者尤相宜。又鄜、延界内有石油，燃之烟甚浓，其煤可为墨，黑光如漆，松烟不及。其识文曰：延川石液者是，不可入药，当附于此。

【点评】据《纲目》所云："上墨以松烟用栳皮汁解胶合造，可加香料等物，今人多以突中墨烟，再三以麻油入内，用火烧过造墨，谓之墨烟，墨光虽黑，而非松烟矣。"墨有京墨、香墨、细墨和好墨诸称。《开宝本草》收载，能"止血生肌肤，合金疮，主产后

---

① 吐：《证类》作"小"。

血运、崩中，卒下血""亦主眯目、物芒入目""又止血痢及小儿客忤"。古方配伍，主治惊风、惊痫、产后血晕、癥瘕积聚、产难。

本草衍义卷之十五

石南

叶状如枇杷叶之小者，但背无毛，光而不皱。正、二月间开花。冬有二叶为花苞，苞既开，中有十五余花，大小如椿花，甚细碎。每一苞约弹许大，成一球。一花六叶，一朵有七八球，淡白绿色，叶末微淡赤色。花既开，蕊满花，但见蕊，不见花。花才罢，去年绿叶尽脱落，渐生新叶。治肾衰脚弱最相宜。但京洛、河北、河东、山东颇少，人以此故少用。湖南北、江东西、二浙甚多，故多用。南实，今医家绝可用。

【点评】《本经》首载，以叶入药，"主养肾气内伤，除阴衰，利筋骨皮毛"。古方伍用，治疗肾虚、诸痹、风瘙瘾疹、脚气。

蜀椒

须微炒使汗出，又须去附红黄壳。去壳之法：先微炒，乘热入竹筒中，以梗搏之，播取红。如未尽，更拣更搏，以尽为度。凡用椒须如此。其中子谓之椒目，治盗汗尤功。将目微炒，捣为极细末，用半钱匕，以生猪上唇煎汤一合，调，临睡服，无不效。盖椒目能行水，又治水蛊。

【点评】秦椒条下已论，故此不赘。所云椒目，乃花椒种子，有毒。与花椒功用不同。除利水消肿外，尚可化痰平喘。张仲景己椒苈黄丸即是最早配伍椒目治疗水肿的代表方剂。

莽草

今人呼为罔①草。浓煎汤，淋渫皮肤麻痹。《本经》一名春草②。诸家皆谓为草，今居木部，《图经》亦然。今世所用者，皆木叶也。如石南，枝、梗干则绉，揉之，其嗅如椒。《尔雅·释草》云："葂，春草。释曰：今莽草也"。与《本经》合，今当具言之。石南条中，陶隐居注云："似罔草，凌冬不凋③。"诚木无疑。

【点评】有毒，为木兰科植物，虽呼为草，实为常绿灌木或小乔木。《本经》称其"主风头、痈肿、乳痈、疝瘕，除结气、疥瘙，杀虫鱼。"古方配伍本品，主治风痒瘙痒、疮疡、痈疽、牙痛、须发脱落。

郁李仁

其子如御李子，至红熟堪啖，微涩。其仁，汤去皮，研极烂，入生龙脑，点赤目。陕西甚多，根煎汤，渫风蚛牙。

【点评】《本经》称其"主大腹水肿，面目四肢浮肿，利小便水道"。古方配伍本品，主治水肿、便秘和脚气。

---

① 罔(wǎng 网)：又作"罔""罔"。
② 一名春草：此为《别录》文，非《本经》文。
③ 似罔草，凌冬不凋：考《证类》卷十四石南条下释文作"唐本"，此乃寇氏张冠李戴。

鼠李

即牛李子也。木高七八尺，叶如李，但狭而不泽。子于条上四边生，熟则紫黑色，生则青。叶至秋则落，子尚在枝，是处皆有，故《经》不言所出处，今关陕及湖南、江南北甚多，木皮与子两用。

【点评】为鼠李科植物鼠李的果实。《本经》以其"主寒热、瘰疬疮"。古方伍用甚少，仅用于寒疝、诸疮。现以其清热利湿，消积杀虫，治疗水肿腹胀，瘰疬，疥癣。

栾华

今长安山中亦有。其子即谓之木栾子，携至京都为数珠，未见其入药。

【点评】为无患子科植物栾树的花，《本经》首载，"主目痛泪出，伤眦，消目肿"，专主眼病，古方很少伍用。

杉

其干端直，大抵如松，冬不凋，但叶阔成枝，庐山有万杉寺，即此杉也。作屑煮汁，浸洗脚气肿满。今处处有。

【点评】《别录》收录，"主疗漆疮。"古方以杉木屑、杉木刺、杉木根皮、杉木片、杉木皮、杉木节入药，所治侧重脚气，兼疗诸痔。与"唐本注"所云："杉材木煮汁浸，捋脚气肿满；服之疗心腹胀痛，去恶气"，大体相合。

楠材

今江南等路造船场，皆此木也。缘木性坚而善居水，久则多中空，为白蚁所穴。

【点评】《别录》收录，"主霍乱吐下不止"。古方少用，主治霍乱吐利、转筋。

榧实

大如橄榄，壳色紫褐而脆，其中子有一重粗黑衣，其仁黄白色，嚼久渐甘美。五痔人常如果食之，愈。过多则滑肠。

【点评】为红豆杉科植物榧的干燥成熟种子，《别录》收录，"主五痔，去三虫、蛊毒、鬼疰"。古今以驱虫最为常用。

榉木皮

今人呼为榉柳。然叶谓柳非柳，谓槐非槐。木最大者，高五六十尺，合二三人抱。湖南北甚多。然亦下材也，不堪为器用。嫩皮，取以缘栲栳与箕唇。

【点评】《别录》收录，"主时行，头痛，热结在肠胃"。古方伍用以治漆疮、汤火疮、恶疮、阴疮和诸毒。

白杨

陕西甚多，永、耀间居人修盖，多此木也。然易生根，斫木时碎札入土即下根，故易以繁植。非止墟墓间，于人家舍前后及夹道，往往植之，土地所宜尔。风才至，叶如大雨声，叶梗故如是。又谓无风自动，则无此事。尝官永、耀间，熟见之。但风微时，当风迳者，其叶孤绝处，则往往独摇。以其蒂细长，叶重大，微风虽过，故往来卒无已时，势使然也。其叶面青光，背白，木身微白，故曰白杨，非如粉之白。

【点评】《唐本草》增补，白杨皮"主毒风、脚气肿，四肢缓弱不随，毒气游易在皮肤中，痰癖"。《普济方》白杨皮酒即以本品清酒浸服，治风毒脚气，四肢拘挛。

栾荆

即前所谓牡荆也，不合更立此条。况《本经》元无栾荆，已具蔓荆实条中。

【点评】《唐本草》增补，强调"俗方大用之，而本草（指《本经》）不载，亦无别名。但有栾花，功用又别，非此花也"，故立此条，"主大风，头面手足诸风，癫痫、狂痉、湿痹、寒冷疼痛"。个别古方伍用本品治疗大风癫疾、中风百节疼痛和风冷。

紫荆木

春开紫花甚细碎，共作朵，生出无常处。或生于木身之上，或附根土之下，直出花。花罢叶出，光紧微圆。园圃间多植之。

【点评】为豆科植物紫荆的木部，《开宝本草》收载，"主破宿血，下五淋"。古方伍用，散见治疗诸瘘、诸痔、诸疮、痈疽、打扑损伤、小便淋秘和瘀血。

钓藤

中空，二经不言之。长八九尺或一二丈者，湖南北、江南、江西山中皆有。小人有以穴隙间致酒瓮中盗取酒，以气吸之，酒既出，涓涓不断。专治小儿惊热。

【点评】即钩藤也，为茜草科植物钩藤、华钩藤大叶钩藤或无柄钩藤的干燥带钩茎条。《别录》始载，"主小儿寒热、十二惊痫"。古方配伍本品主治惊痫、惊风，并疗小儿夜啼和诸热。

榼藤子

紫黑色，微光，大一二寸，圆扁，治五痔有功。烧成黑灰，微存性，米饮调服。人多剔去肉，作药瓢，垂腰间。

【点评】为豆科植物榼藤的种子，有小毒。《开宝本草》收载，"主蛊毒、五痔、喉痹及小儿脱肛、血痢，并烧灰服泻血""善除㿗䗪"。现今确认其补益气血，消食健胃，祛风止痛，强筋壮骨功能，用于气血不足、脘腹疼痛、食少纳呆和痹病。古今反差较大。

皂荚

其子炒，捵去赤皮、仁。将骨浸软，煮熟，以糖渍之，可食。甚疏导五脏风热壅。其荚不蚛肥者，微炙，为末一两，入生白矾末半两，腻粉半两，风涎潮塞气不通，水调灌一二钱。但过咽则须吐涎。凡用白矾者，分隔下涎也。又暑中湿热时，或久雨，合苍术烧，辟温疫邪湿气。

【点评】《本经》首载。皂荚"主风痹、死肌、邪气、风头、泪出，利九窍，杀精物"。古方配伍本品，主要用于咳嗽、癥瘕积聚、大风癞病、疥癣、疮疡、瘰疬、痔漏、肠风下血、痈疾、牙宣和便秘。

柳华

《经》曰："味苦。"即是初生有黄蕊者也。及其华干，絮方出，又谓之柳絮。收之，贴灸疮，及为茵褥①絮之。下连小黑子，因风而起，得水湿处便生，如地丁②之类，多不因种植，于人家庭院中自然生出，盖亦如柳絮兼子而飞。陈藏器之说是。然古人以絮为花，陶隐居亦曰："花随风，状如飞雪。"误矣。《经》中有实及子汁，诸家不解，今人亦不见用。释氏谓"柳为尼俱律陀木，其子极细如人，妄因极小，妄果至大"，是知小黑子得因风而起。

桐叶

《经》注不指定是何桐，致难执用。今具四种桐，各有治疗条，其状列于后：一种白桐，可斫③琴者，叶三杈，开白花，亦不结子。《药性论》云："皮能治五淋，沐发，去头风，生发。"一种荏④桐，早春先开淡红花，状如鼓⑤子花成筒子，子或作桐油。《日华子》云："桐油冷，微毒。"一种梧桐，四月开淡黄小花，一如枣花。枝头出丝，堕地成油，沾渍衣履。五六月结桐子，今人收炒作果，动风气。此是《月令》清明之日桐始华者。一种岗桐，无花，不中作琴，体重。

---

① 茵褥：床垫子也。
② 地丁：当为蒲公英。
③ 斫（zhuó 卓）：削也。
④ 一种荏：原脱，据《证类》、柯本、商本、颜本补。
⑤ 鼓：《证类》作"皷"，鼓同"皷"。

【点评】为玄参科植物泡桐或毛泡桐的叶,《本经》首载,叶"主恶蚀疮著阴";皮"主五痔,杀三虫"。古方伍用较少,叶、皮均疗痔漏,叶尚乌发生发;皮则多治痈疮。

乌臼①

叶如小杏叶,但微薄而绿色差淡。子,八九月熟,初青后黑,分为三瓣。取子出油,然灯及染发。

【点评】为大戟科植物乌桕的叶。《唐本草》增补乌桕木根皮,"主暴水癥结、积聚"。叶之功用未曾明确,明清本草始有补充。《纲目》以叶捣自然汁服,治食牛马六畜肉,生疔肿欲死者;《分类草药性》用来"治气痛,瘀血";《岭南采药录》则"治烂脚、疥癞、蛇伤,取叶煎水洗之"。古方中,《经验良方》伍用乌桕叶治疥癣,《普济方》单用本品治蛇咬伤。

诃黎勒

气虚人亦宜,缓缓煨熟,少服。此物虽涩肠,而又泄气,盖其味苦涩。

【点评】即诃子,为使君子科植物诃子的干燥成熟果实,本品《唐本草》增补,"主冷气、心腹胀满,下食"。古方配伍本品,主治虚劳、痞满、泄痢、宿食不消、呕吐、咳嗽。《金匮要略》诃黎勒散是最早配伍本品治疗气利的代表方剂。现以其酸涩之性,用于久泻、久痢、脱肛、肺虚喘咳和久嗽等。

---

① 臼:今作"桕"。

椿木叶

椿、樗皆臭，但一种有花结子，一种无花不实。世以无花不实、木身大、其干端直者为椿。椿用木叶。其有花而荚，木身小，干多迂①矮者为樗。樗用根、叶、荚。故曰未见椿上有荚者，惟樗木上有。又有樗鸡，故知古人命名曰不言椿鸡，而言樗鸡者，以显有鸡者为樗，无鸡者为椿，其义甚明。用椿木叶，樗木根、叶、荚者，宜依此推穷。洛阳一女子，年四十六七，耽饮无度，多食鱼蟹，摄理之方蔑如也。后以饮啖过常，蓄毒在脏，日夜二三十泻②，大便与脓血杂下，大肠连肛门痛不堪任。医以止血痢药不效，又以肠风药则益甚。盖肠风则有血而无脓，凡如此已半年余，气血渐弱，食渐减，肌肉渐瘦，稍服热药，则腹愈痛，血愈下。服稍凉药，即泄注气羸，粥愈减。服温平药，则病不知。如此将期岁，医告术穷，垂命待尽。或有人教服人参散，病家亦不敢主当，谩与服之，才一服，知。二服，减。三服，脓血皆定。自此不十服，其疾遂愈。后问其方，云：治大肠风虚，饮酒过度，挟热下痢脓血，疼痛，多日不瘥。樗根白皮一两，人参一两，为末，每用二钱匕，空心以温酒调服。如不饮酒，以温米饮代。忌油腻、湿面、青菜、果子、甜物、鸡、猪、鱼、蒜③等。

【点评】椿木叶来自楝科植物香椿；樗木根、叶、荚来自苦木科植物臭椿。《唐本草》增补，"主洗疮疥、风疽，水煮叶汁用之。皮主甘䘌"。文后又称"樗木根、叶尤良"，可知此间认为椿木叶与樗木根、叶功用大体相当。古方伍用椿木叶甚少；然樗木根皮配伍较多，经归纳樗木根皮、樗木皮、樗

---

① 迂：《正字通》：迂，迁之本字。
② 泻：原作"谒"，《证类》同，据商本改。
③ 蒜：原字不清，柯本、商本作"腥"，据《证类》改。

树皮、樗根白皮、樗根皮、樗根汁、樗白皮、樗皮所属古方，主要用于泄痢、诸痔、脏毒和肠风下血、蛊。实际应用已与椿木叶迥然有别。

胡椒

去胃中寒痰吐水，食已即吐，甚验。过剂则走气。大肠寒滑亦用，须各以他药佐之。

【点评】为胡椒科植物胡椒的干燥成熟果实，《唐本草》增补，"主下气，温中去痰，除脏腑中风冷"。古方配伍本品，用于脾胃虚冷、痼冷、痞满、呕吐、牙痛、霍乱吐利、心腹痛、泄痢和诸疝。

橡实

栎木子也，叶如栗叶，在处有，但坚而不堪充材，亦木之性也。山中以橡仁为粮，然涩肠。木善为炭，他木皆不及。其壳堪染皂，若曾经雨水者，其色淡，不若不经雨水者。槲亦有壳，但少而不及栎木所实者。

【点评】又称橡斗子，《唐本草》增补，"主下利，厚肠胃，肥健人"。古方伍用，用于泄痢、肠风下血、牙痛、乌髭发。

无石子

今人合他药染髭。

【点评】又名无食子、没石子和没食子，现以后者为正名。

《唐本草》增补，"主赤白痢，肠滑，生肌肉"。古方配伍本品，用于乌髭发、小儿疳疾、泄痢和牙痛。现今以其涩精止泻、敛肺止血，用于大肠虚滑，泄痢不止，便血，遗精，咳嗽，咯血等。

槲若

亦有斗，但不及栎木，虽坚而不堪充材。叶微炙，炒槐花，减槲叶之半，同为末，米饮调服，治初得肠风及血痔，热多者尤佳。亦堪为炭，但不及栎木。

【点评】为壳斗科植物槲树的叶，今称槲叶，《唐本草》增补，"主痔，止血，疗血痢，止渴"。古方用之，治疗崩漏、肠风下血和诸痔。《纲目》称其能止血、止渴、利小便，与前期本草和古方应用大体相合。

黄药

亦治马心肺热有功。

【点评】《开宝本草》收载，始称黄药根，又名黄药子，为薯蓣科植物黄独的根茎。以其"主诸恶肿、疮瘘、喉痹、蛇犬咬毒"。古方配伍本品，用于喉痹、痈肿、口舌生疮。

无患子

今释子取以为念珠，出《佛经》。惟取紫红色小者佳，今入药绝少，西洛亦有之。

【点评】为无患子科植物无患树的种子，《开宝本草》收载时，称无患子皮，其"子中仁烧令香，辟恶气"。除释家作念珠使用外，古方未见伍用本品者。当今确认本品有清热祛痰，消积杀虫的功能。

椰子

开之有汁如乳，极甘香，自别是一种气味。中又有一块瓤，形如瓜蒌，上有细垅起，亦白色，但微虚。纹若妇人裙褶，其味亦如其汁。又，着壳一重白肉，剐取之，皆可与瓤糖煎为果汁，色如白酒，其味如瓤。然谓之酒者，好事者当日强名之。取其壳为酒器，如酒中有毒，则酒沸起。今人皆漆其里，则全失用椰子之意。

桦木皮

烧为黑灰，合他药治肺风毒。及取皮上有紫黑花匀者，裹鞍弓、镫。

【点评】《开宝本草》收载，"主诸黄疸，浓汁煎饮之良"。古方配伍本品，用于乳痈、豌豆疮和疥癣。

赤柽木

今谓之三春柳，以其一年三秀也。花肉红色，成细穗。河西者，戎人取滑枝为鞭。京师亦甚多。

【点评】即柽柳，柽柳科植物柽柳、桧柽柳或多枝柽柳的细嫩枝叶，《开宝本草》收载，"主剥驴马血入肉毒"。古方很少选用。现以其疏风解表，利尿解毒。治疗麻疹难透，风疹身痒，感冒，咳嗽，风湿痹痛。

木鳖子

蔓生，岁一枯。叶如蒲桃，实如大栝楼，熟则红黄色，微有刺，不能刺人。今荆南之南皆有之。九月十月熟，实中之子曰木鳖子。但根不死，春旋生苗，其子一头尖者为雄。凡植时须雌雄相合，麻缕缠定。及其生也，则去其雄者方结实。

【点评】《开宝本草》收载，"主折伤、消结肿、恶疮，生肌，止腰痛，除粉刺、野黯、妇人乳痈、肛门肿痛"。古方伍用本品，主治疮疡、伤折和诸痔。

木槿

如小葵，花淡红色，五叶成一花，朝开暮敛，花与枝两用。湖南北人家多种植为篱障。余如《经》。

【点评】为锦葵科植物木槿的茎皮或根皮，《嘉祐本草》补入，"止肠风泻血，又主痢后热渴。作饮服之，令人得睡"。花"治肠风泻血，并赤白痢。炒用作汤代茶吃，治风"。个别古方配伍本品，治疗诸痔、下痢。现今以其清热利湿，解毒止痒，用于肠风下血，痔疮，痢疾，白带，疥癣。

棕榈木

今人旋为器。皮烧为黑灰，治妇人血露及吐血，仍佐之他药。每岁剐取棕皮。不尔束死。花如鱼子，渫熟，淹为果。

【点评】《嘉祐本草》补入棕榈子，寇氏所述为木。棕榈以其皮、炭、子、木入药，大体以收涩止血，治疗崩漏、肠风下血而为用。

柘木

里有纹，亦可旋为器。叶饲蚕曰柘蚕。叶梗，然不及桑叶。东行根及皮煮汁酿酒，治风虚耳聋有验。余如《经》。

【点评】为桑科植物柘树的木材，《嘉祐本草》补入，"主补虚损""风虚耳聋，劳损，虚赢瘦，腰肾冷，梦与人交接，泄精""妇人崩中、血结及主疟疾"。古方伍用较少，以治打扑伤损、风聋、口疮为用。

本草衍义卷之十六

发髲

与乱发自是两等。发髲味苦，即陈旧经年岁者。如橘皮皆橘也，而取其陈者。狼毒、麻黄、吴茱萸、半夏、枳实之类，皆须陈者，谓之六陈，入药更良。败蒲亦然，此用髲之义耳。今人又谓之头髲。其乱发条中，自无用髲之义，此二义甚明，亦不必如此过谓①搜索。右以乱发如鸡子大，无油器中熬焦黑，就研为末，以好酒一盏沃之，何首乌末二钱，同匀搅，候温灌之，下咽过一二刻，再灌，治破伤风及沐发中风极效。

【点评】发髲来自《本经》，乱发《别录》收录。《本草经集注》注文辨称："用发皆取其父梳头乱者尔。不知此发髲审是何物？"而乱发条下则云："此常人头发尔，与发髲疗体相似。"故而埋下发髲与乱发混乱之伏笔。寇氏所辨，可供参考。当今仅有血余（炭），为健康人之头发煅制的炭化物。古时有发灰、乱发、乱发灰、血余、血余灰诸多称谓。《本经》云其"主五癃、关格不通，利小便水道，疗小儿痫，大人痉"。古方配伍本品，主治疮疡、出血(鼻衄、崩漏、肠风下血、吐血)，尚可用于产后恶露不下、产后血晕、诸淋、打扑伤损。

① 谓：商本作"为"。

人乳汁

治目之功多，何也？人心生血，肝藏血，肝受血则能视，盖水入于经，则其血乃成。又曰：上则为乳汁，下则为月水。故知乳汁则血也。用以点眼，岂有不相宜者。血为阴，故其性冷。脏寒人，如乳饼酪之类，不可多食。虽曰牛、羊乳，然亦不出乎阴阳造化尔。西戎更以驼马乳为酥酪。老人患口疮不能食，饮人热乳良。

【点评】《别录》收录本品，"主补五脏，令人肥白"。古方用人乳汁或乳汁，主治眼病（目赤烂、目生肤翳、目昏暗、内外障眼）、小儿脐风撮口、面瘢粉刺、食肉果菜中毒、痛疽、中风、口疮。

人屎

用干陈者为末，于阴地净黄土中作五六寸小坑，将末三两匙于坑中，以新汲水调匀。良久俟澄清，与时行大热、狂渴须水人饮之，愈。今世俗谓之地清，然饮之勿极，意恐过多耳。又治一切痈疖、热毒瘇①，脓血未溃，疼痛不任，用干末、麝香各半钱，同研细，抄一豆大，津唾贴疮心，醋面钱子贴定，脓溃出，去药。

【点评】《别录》收录本品，"主疗时行、大热、狂走，解诸毒"。古方有以人粪汁、人粪干、人粪灰、人中黄和人屎入药者，主要用于痈疾、疔疮痈疽、虫蛇咬伤、时气，解诸毒。

---

① 瘇（zhǒng 肿）：《辞海》：足肿也。

人溺

须童男者。产后温一杯饮，压下败血恶物。有饮过七日者。过多，恐久远血藏寒，令①人发带病，人亦不觉。气血虚无热者，尤不宜多服，此亦性寒，故治热劳方中亦用。

【点评】又称童便、童子小便。《别录》收录本品，"疗寒热、头疼、温气，童男者尤良"。古方常配伍本品，治疗骨蒸、诸劳、产后血晕、脚气。或以之为引送服。

人指甲

治鼻衄，细细刮取。俟血稍定，去瘀血，于所衄鼻中搐之，立愈。独不可备，则众人取之，甚善。衄药，并法最多，或效或不效，故须博采，以备道途、田野中用。

【点评】《嘉祐本草》补入，以"怀妊妇人爪甲，取细末置目中，去翳障"。古方用以治疗内外障眼、疮疹入眼、鼻衄、尿血和胞转、小便难。

龙骨

诸家之说，纷然不一。既不能指定，终是臆度。西京颖阳县民家，忽崖坏，得龙骨一副，肢体头角悉具，不知其蜕也，其毙也。若谓蜕毙，则是有形之物，而又生不可得见，死方可见。谓其化也，则其形独不能化。然《西域记》中所说甚详，但未敢据凭。万物所禀各

---

① 令：原作"今"，据商本和文义改。

异，造化不可尽知，莫可得而详矣。孔子曰："君子有所不知，盖阙如也"①。妄乱穿凿，恐误后学。治精滑及大肠滑，不可阙也。

【点评】为古代哺乳动物象类、犀类、牛类、鹿类等的骨骼化石。《本经》首载，"主心腹鬼疰，精物老魅，咳逆，泄痢脓血，女子漏下，癥瘕坚结，小儿热气惊痫"。古方伍用甚多，以下痢、泄泻为重；其次补肾益精、固精而治遗精、漏浊、白淫，并崩漏、肠风下血、金疮出血等诸失血。尚用于膀胱虚冷小便利多、心虚惊悸和消肾。

牛黄

亦有骆驼黄，皆西戎所出也。骆驼黄极易得，医家当审别，考而用之，为其形相乱也。黄牛黄轻松自然，微香，以此为异。盖又有牦_{音猫}②牛黄，坚而不香。

【点评】牛黄是黄牛生病，在肝管、胆管和胆囊中生成的结石，《本经》首载，"主惊痫、寒热、热盛狂痓，除邪逐鬼"。古方用之甚众。主治惊风、诸痫、中风瘫痪诸动风病症，以热病抽搐尤著。还用于小儿疳疾、诸热、惊悸等。传统名方牛黄安宫丸、至宝丹等皆以本品为主药。因天然牛黄供不应求，现主要在活体牛体内培植牛黄，或采用化学方法从多种动物胆汁中人工合成牛黄，以供药用。

麝

每粪时须聚于一所，人见其所聚粪，及有遗麝气，遂为人获，亦

---

① 君子有所不知，盖阙如也：文出《论语·子路》："君子于其所不知，盖阙如也"，是知寇氏穿凿引用。

② 猫：《证类》作"狸"。

物之一病尔。此猎人云。余如《经》。

【点评】为鹿科动物林麝、马麝、原麝成熟雄体香囊中的干燥分泌物。《本经》首载，"主辟恶气，杀鬼精物，温疟，蛊毒，痫痉，去三虫"。古方配伍本品，主要用于惊风、中风瘫痪、痞疾、惊痫、恶疮、疮疡、痔漏。

象牙

取口两边各出一牙，下垂夹鼻者，非口内食齿，齿别入药。今为象笏者，是牙也。

【点评】《开宝本草》收载，"主诸铁及杂物入肉，刮取屑细研，和水敷疮上及杂物刺等立出。"古时尚有象睛、象胆、象骨、象肉入药。作为保护动物，象的组织器官已禁止药用。

醍醐

作酪时，上一重凝者为酪面。酪面上其色如油者为醍醐。熬之即出，不可多得，极甘美。虽如此取之，用处亦少，惟润养疮痂最相宜。

【点评】《唐本草》云：醍醐"生酥中，此酥之精液也。好酥一石，有三四升醍醐，熟抒炼贮器中，待凝，穿中至底，便津出得之。"是知为牛乳制成的食用脂肪，当属高级营养品。作为药用，其"主风邪、痹气，通润骨髓。可为摩药"。古方伍用本品，散见用于风痹、月水不利、产后恶露不尽、惊悸和风瘙痒。

犀角

凡入药须乌色，未经汤水浸煮者，故曰生犀。川犀及南犀，纹皆细。乌犀尚有显纹者露，黄犀纹绝少，皆不及西番所出纹高雨脚①显也。物像黄外黑者为正透，物像黑外黄者为倒透。盖以乌为正，以形像肖物者为贵。既曰通犀，又须纹头显，黄黑分明，透不脱，有雨脚滑润者为第一。鹿取茸，犀取尖，其精锐之力尽在是矣。犀角尖，磨服为佳，若在汤散则屑之。西番者佳。

【点评】《本经》首载，"主百毒、蛊疰、邪鬼瘴气，杀钩吻、鸩羽、蛇毒"。古方配伍本品，主治中风、惊风、惊痫、诸热、痈疽、热病出血、烦躁谵语、脚气、风瘙痒等。《千金方》中犀角地黄汤即是治疗热伤营血的代表方剂。作为保护动物，犀角已禁止药用，故以水牛角予以替代。虽药力有所不逮，但可解应急之需。

羚羊角

今皆取有挂痕者。陈藏器：取耳边听之，集集鸣者良，亦强出此说，未尝遍试也。今将他角附耳，皆集集有声，不如有挂痕一说尽矣。然多伪为之，不可不察也。

【点评】为牛科动物赛加羚羊的角。《本经》以其"明目，益气起阴，去恶血注下，安心气"。古方配伍本品，主治中风、眼疾（目赤、翳膜、目昏暗）、诸热、惊悸、痉病，亦疗脚气、头痛等。

---

① 雨脚：也叫"雨足"，即下雨时，像线条似密集落地形成的雨线。

羖羊角

出陕西、河东，谓之粘羒羊，尤很健，毛最长而厚。此羊可入药，如要食，不如无角白大羊。《本草》不言者，亦有所遗尔。又同、华之间，有卧沙细肋，其羊有角似羖羊，但低小，供馔在诸羊之上。张仲景治寒疝用生姜羊肉汤，服之无不验。又一妇人产当寒月，寒气入产门，脐下胀满，手不敢犯，此寒疝也。医将治之以抵当汤，谓其有瘀血。尝教之曰：非其治也，可服张仲景羊肉汤，少减水，二服遂愈。

【点评】为牛科动物雄性山羊或雄性绵羊的角。《本经》称其"主青盲，明目，杀疥虫，止寒泄，止惊悸"。《别录》补充"疗百节中结气，风头痛，及吐血，妇人产后余痛"。与羚羊角相较，早期功用便有异同。现已确认，羚羊角清热解毒，镇惊，平肝息风；羖羊角清热解毒，镇惊，明目。两者平肝息风和明目功能彼此参差。然羚羊角明目《本经》早有记载；羖羊角治疗小儿惊风和诸痫恰好体现平息肝风之用，进而说明两者功用相同。鉴此，两药功能差异，尚需深入研究。

牛角䚡

此则黄牛角䚡。用尖，烧为黑灰，微存性，治妇人血崩、大便血及冷痢。又白水牛鼻，干湿皆可用。治偏风口㖞斜，以火炙热，于不患处一边熨之，渐正。

【点评】为牛科动物黄牛角中的骨质角髓。《本经》首载，能"下闭血、瘀血疼痛，女人带下血"。古方配伍本品，主治崩漏、肠风下血等出血，并疗痔漏、产后恶露不绝和下痢。

犬胆①

涂铅如金色。又救生接元气，补虚、损、愈。黄狗脊骨一条_{去两}头，截为五、七段，带肉些小。用好硇砂一两，细研。浆水二升，入硇砂，在浆水中搅匀。浸骨三日后，以炭火炙令黄色，又入汁蘸，候汁尽为度，其狗骨已酥脆，捣令极细。后入诸药 肉苁蓉_{去沙，薄切，火焙干} 菟丝子_{酒浸二日，曝干} 杜仲_{去粗皮} 肉桂_{去皮上粗涩} 附子_{炮，去皮、脐} 鹿茸_{急燎去毛，酥，微炙黄色。不可令焦} 干姜_炮。已上各一两 蛇床子_{半两，微炒} 阳起石_{半两，酒煮一日，令数人不住手研一日} 将前八味同杵，罗为末。次入阳起石并狗骨末，用熟枣肉五两，酥一两，同和。再捣千余下，看硬软，丸如小豆大，晒干。每日空心盐汤下二十丸。

【点评】《本经》将牡狗阴茎和狗胆一并收录，继而《别录》收录狗心、狗齿、狗头骨、狗四脚蹄、白狗血、狗肉和狗屎中骨数种。《本经》称：狗"胆主明目"，其实，古代鲤鱼胆、青鱼胆、蚺蛇胆、乌鸡胆、鼠胆、羊胆、牛胆、猪胆、熊胆和象胆等均可治疗目赤肿痛、目昏暗、内外障眼、目生翳膜、目青盲等多种眼病而明目。此乃借助五行和藏象学说"肝开窍于目"和"肝胆互为表里"建立起来的功能。临证当斟酌其宜，不可拘泥。

鹿茸

他兽肉多属十二辰及八卦。昔黄帝立子、丑等为十二辰以名月，又以名兽配十二辰属。故獐鹿肉为肉中第一者，避十二辰也。味亦胜

---

① 犬胆：《证类》犬胆条下未载《衍义》所论，今参照商本、颜本补入。本条体例与他条殊异，有待查证。

他肉，三祀①皆以鹿腊，其义如此。茸最难得不破及不出却血者，盖其力尽在血中，猎时多有损伤故也。茸上毛，先薄以酥涂匀，于烈焰中急灼之。若不先以酥涂，恐火焰伤茸。俟毛净，微炙入药。今人亦能将麻茸伪为之，不可不察也。头亦可酿酒，然须作浆时稍益葱椒。角为胶，别有法。按《月令》，冬至一阳生，麋角解；夏至一阴生，鹿角解；各逐阴阳分合，如此解落。今人用麋、鹿茸作一种，殆疏矣。凡麋、鹿角，自生至坚完，无两月之久。大者二十余斤，其坚如石，计一昼夜须生数两，凡骨之类成长无速于此。虽草木至易生，亦无能及之，岂可与凡骨血为比。麋茸利补阳，鹿茸②利补阴。凡用茸无须太③嫩，唯长四五寸、茸端如马磂红者最佳。须佐以他药则有功。

【点评】据《本经》所记，鹿茸味甘温，《本草经疏》云其"禀纯阳之质，含生发之气""补下元真阳"，故用于肾阳虚衰，阳痿、滑精、宫寒不孕、畏寒肢冷，为峻补元阳之要药。所谓"麋茸利补阳，鹿茸利补阴"，当需详审。

虎骨

头、胫与脊骨入药。肉微咸。陈藏器所注乙骨之事，及射之目光堕地如白石之说，必得之于人，终不免其所诬也。人或问曰：风从虎何也？风，木也，虎，金也，木受金制，焉得不从？故呼啸则风生，自然之道也。所以治风挛急、屈伸不得、走疰、癫疾、惊痫、骨节风毒等，乃此义尔。

【点评】寇氏"风从虎"之论，可谓典型意象思维之辨。风、虎本非同类，但因皆入五行，便由五行生克制化产生"虎啸风

---

① 三祀：古代春季三种祭礼的合称，即大祀、中祀和小祀。
② 茸：原作"耳"，据《证类》等诸本改。
③ 太：《证类》作"大"。

生"的认识。再对癫疾、惊痫、骨节风等病症从意象思维角度提炼出风的病因病机，于是虎及其组织器官便对风邪为患的病症产生干预作用。需要指出，作为保护动物，虎已严禁猎杀和药用，临床可用替代品。

豹肉

毛赤黄，其纹黑如钱而中空，比比相次。此兽猛捷过虎，故能安五脏，补绝伤，轻身。又有土豹，毛更无纹，色亦不赤，其形亦小。此各自有种，非能变为虎也，圣人假喻而已。恐医家未喻，故书之。

【点评】据陶弘景所云："豹至稀有，为用亦鲜"。历代有豹肉、豹头骨、豹皮、豹脂、豹骨髓、豹鼻入方的零星记载，可知陶语不妄。豹现亦属保护动物。

狸骨

形类猫，其纹有二，一如连钱者，一如虎纹者。此二色狸，皆可入药。其肉味与狐不相远，江西一种牛尾狸，其尾如牛，人多糟食，未闻入药。孟诜云："骨理痔病，作羹臛食之。"然则骨如何作羹臛音郝，肉羹也？炙骨和麝香、雄黄为丸服，治痔及瘘疮甚效。

【点评】《嘉祐本草》云：狸骨"主风疰，尸疰，鬼疰，毒气在皮中，淫跃如针刺者。心腹痛走无常处，及鼠瘘，恶疮"。狸骨、狸睛、狸肉、狸膏、狸粪虽入药用，但古方取用甚少，如今也很少取用。

兔

有白毛者，全得金之气也，入药尤功。余兔至秋深时则可食，金气全也。才至春夏，其味变。取四脚肘后毛为逐食，饲雕鹰，至次日却吐出。其意欲腹中逐尽脂肥，使饥急捕逐速尔。然作酱必使五味。即患豌豆疮，又食此，则发毒太甚，恐斑烂损人。

【点评】《嘉祐本草》以兔头骨补入，"主头眩痛，癫疾"，一并将兔骨、兔脑、兔肝、兔肉附于其下。尚有兔屎、兔毛、兔皮、兔粪零星伍用。

鼺音羸鼠

《经》中不言性味，惟是于难产通用药中云：鼺鼠微温，毛赤黑色，长尾，人捕得取皮为暖帽。但向下飞则可，亦不能致远。今关西山中甚有，毛极密，人谓之飞生者是也。"注"中又引水马，首如马，身如虾，背伛偻，身有竹节纹，长二三寸，今谓之海马。

【点评】寇氏所谓"难产通用药"，见《证类》卷二序例下"诸病通用药"。诸病通用药在《本草经集注》序例残卷中首见著录，现已考证为《本经》首创。后续主流本草皆保留这一体例，并不断添加新病和新药，沿用至《纲目》。诚如陶弘景所云："诸药一种，虽主数病，而性理亦有偏着，立方之日，或致疑混，复恐单行经用，赴急抄撮，不必皆得研究。今宜指抄病源所主药名，便可于此处疗"，亦即诸病通用药以病症堆砌药物的编撰方式，便于临证应急参酌，借以选药组方。今人对此多不知晓，故而取用甚少，可谓一大憾事。在难产通用药中，除鼺鼠外，用于难产的《本经》药物还有槐子、滑石、贝母、蘘藜、皂荚、酸浆、蚱蝉、蝼蛄、败酱、榆皮和蛇蜕。

鼹鼠

鼢鼠也，其毛色如鼠，今京畿田中甚多。脚绝短，但能行。尾长寸许，目极小，项尤短，兼易掘取。或安竹弓射之，用以饲鹰。陶不合更引："今诸山林中，有兽①大如水牛，形似猪，灰赤色者也。设使是鼠，则熟能见其溺精成鼠也。"陶如此轻信，但真醇之士，不以无稽之言为妄矣，今《经》云："在土中行②。"则鼢鼠无疑。

【点评】陶弘景所注前部分，是"形如鼠大，而无尾，黑色，长鼻，甚强常穿耕地中行"之鼹鼠；后文是"今诸山林中，有兽大如水牛，形似猪，灰赤色"，为有鼹鼠之名的另一种动物，陶氏以此作辨别，并非其不识也。所谓"其精溺一滴，落地辄成一鼠"，纯系无稽之谈。

獭

四足俱短，头与身尾皆扁，毛色若故紫帛。大者身与尾长三尺余，食鱼，居水中。出水亦不死，亦能休于大木上，世谓之水獭。尝縻置大水瓮中，于其间旋转如风，水谓之成旋坺起，四面高，中心凹下，观者骇目。皮，西戎将以饰毳服领、袖。问之，云：垢不着，如风霾瞖目，即就袖口拭③目中即出。又，毛端果不着尘，亦一异也。又《本草·序例》言："獭胆分杯"④。尝试之，不验。惟涂于盏唇，但使酒稍高于盏面。分杯之事，亦古今传误言也，不可不正之。肝，用

---

① 有兽：原脱，据《证类》引陶隐居所述补。
② 在土中行：此非《本经》文，当为《别录》文。
③ 拭：底本作"饰"，《证类》同，据柯本、商本、颜本改。
④ 獭胆分杯：旧传獭胆能把酒分开。即以胆汁涂竹刀或犀角篦上，画酒中即分也。显系虚妄之言。

之有验。

【点评】《嘉祐本草》称：獭肝"主鬼疰、蛊毒，却鱼鲠，止久嗽"。此外，古时獭之皮、肉、胆、骨、髓、粪也入药用。

狐

今用肝治风，皮兼毛用为裘者是也。此兽多疑，极审听。人智出之，以多疑审听而捕取。捕者多用罝①。

【点评】《别录》初以狐阴茎收录，古时狐之头（头骨）、尾、爪、蹄、肉、心、胆和肝皆入药。现今用之甚少。

貒

肥矮，毛微灰色，头连脊毛一道黑，嘴尖黑，尾短阔。蒸食之极美。貉形如小狐，毛黄褐色。野兽中貒肉最甘美，仍益瘦人。

【点评】为鼬科动物猪獾。《开宝本草》收载，其肉"主久水胀不差，垂死者"。古时貒肉、貒骨、貒膏均入药用，但古方伍用甚少。

野猪黄

在胆中，治小儿诸痫疾。京西界野猪甚多，形如家猪，但腹小、脚长、毛色褐，作群行。猪人惟敢射最后者，射中前奔者，则群猪散走伤人。肉色赤如马肉，其味甘，肉复软，微动风。黄不常有，间得

---

① 罝(jū 居)：捕兔网。

之，世亦少用。食之，尚胜家猪。

【点评】与牛黄相类，是生病野猪肝管、胆管和胆囊中生成的结石，《唐本草》以其"主金疮止血，生肉，疗癫痫"。古时野猪外肾、皮、肉、胞、脂皆入药用。

驴肉

食之动风，脂肥尤甚，屡试屡验。《日华子》以谓"止风狂，治一切风"，未可凭也。煎胶用皮者，取其发散皮肤之外也。仍须乌者，用乌之意，如用乌鸡子、乌蛇、乌鸦之类。其物虽治风，然更取其水色，盖以制其热则生风之义。

【点评】《开宝本草》收载。驴屎、驴尿、驴乳、驴尾下轴垢、驴肉皆入药。其实，唐·孟诜《食疗本草》即曾记载：驴皮"和毛煎令作胶，治一切风毒、骨节痛，呻吟不止者消。和酒服良。"是驴皮胶入药的最早记载。与当今阿胶补血滋阴、润燥止血差异较大。所谓"用乌之意"，象思维使然。由色象相同，意象判断功能也相同，对此，不当拘泥。

腽肭脐

今出登、莱州。《药性论》以谓是海内狗外肾。《日华子》又谓之兽。今观其状，非狗非兽，亦非鱼也。但前即似兽，尾即鱼。其身有短密淡青白毛，腹胁下全白，仍相间于淡青白毛，上有深青黑点，久则色复淡。皮厚且韧，如牛皮。边将多取以饰鞍鞯。其脐治脐腹积冷、精衰、脾肾劳极有功，不待别试也。似狐长尾之说，盖今人多不识。

【点评】为海狗属动物海狗、海豹科动物海豹的雄性外生殖器。《开宝本草》收载。古今以其温肾壮阳，添精益髓为功，主治阳痿、遗精、腰膝痿弱。正所谓"精不足者，补之以味"也。

麂

獐之属，又小于獐，但口两边有长牙，好斗，则用其牙。皮为第一，无出其右者，然多牙伤痕。四方皆有，山深处则颇多，其声如击破钹。

【点评】鹿科动物小麂。《日华子》以其"堕胎及发疮、疖疗"，《开宝本草》称其"主五痔""多食能动人痼疾"。古方伍用甚少。

野驼

生西北界等处，家生者峰蹄最精，人多煮熟糟啖。粪为干末，搐鼻中，治鼻衄。此西番多用，尝进筑①于彼，屡见之。

【点评】《日华子》用来"治风下气，壮筋力，润皮肤，脂疗一切风疾，顽痹，皮肤急及恶疮，肿毒漏烂，并和药敷之"；《开宝本草》称其"主顽痹、风瘙痒、恶疮、毒肿、死肌、筋皮挛缩、踠损筋骨""疗痔"。结合古方之用，其功大体祛风润燥，活血消肿，用于顽痹、风瘙痒、疮肿、诸痔、跌打损伤。

败鼓皮

黄牛皮为胜。今不言是何皮，盖亦以驴马皮为之者。唐韩退之所

---

① 进筑：谓军队推进并构筑工事。

谓牛溲马勃，败鼓之皮，俱收并蓄，待用无遗者。今用处亦①少，尤好煎胶。专用牛皮，始可入药。

丹雄鸡

今言赤鸡者是也，盖以毛色言之。巽为鸡为风，鸡鸣于五更者，日将至巽位，感动其气而鸣也。体有风，人故不可食。《经》所著其用甚备。产后血晕，身痉直，带眼，口角与目外眦②向上牵急，不知人，取子一枚，去壳，分清，以荆芥末二钱调服，遂安，仍依次调治。若无他疾，则不须治，甚敏捷。乌鸡子尤善。《经》、"注"皆不言鸡发风，今体有风人食之，无不发作。为鸡为巽，信可验矣。食鸡者当审谨。

【点评】《本经》首载丹雄鸡，包括鸡肉、鸡头、鸡肪、鸡肠、鸡肶胵里黄皮（即鸡内金）、鸡屎白、鸡翮和鸡子则入药用。后世本草又补充白雄鸡、乌雄鸡、黑雌鸡、黄雌鸡、鸡冠血、鸡胆、鸡心、鸡肝、鸡肝血、鸡血等。鸡子又细分为鸡子壳、鸡子白、鸡子白皮（又称凤凰退、凤凰衣）、鸡子黄、鸡子黄油，皆入药。当今用之最多者，当属鸡内金；其次为乌鸡，是补气养血、调经止带之乌鸡白凤丸主要原料药。

鹜音牧肪

陶隐居云："鹜，即是鸭"，然有家鸭，有野鸭。陈藏器《本草》曰："尸子云，野鸭为凫，家鸭为鹜。""蜀本注"云："《尔雅》云，野凫，鹜；注云，鸭也。"如此则凫、鹜皆是鸭也。又云《本经》用鹜肺，

---

① 亦：原作"尔"，据《证类》、柯本、商本、颜本改。
② 眦：原作"眵"，《证类》同。"眵"，目汁凝也，与文义不符，据文义改。

即家鸭也。如此所说各不同，其义不定。又按唐王勃《滕王阁记》云"落霞与孤鹜齐飞"，则明知鹜为野鸭也。勃，唐之名儒，必有所据，故知鹜为野鸭明矣。

【点评】《别录》收录白鸭屎，《开宝本草》始将鹜肪收入，鸭头、鸭头血、鸭子、鸭子清、鸭屎、鸭肉、鸭脂相继亦入药用。故寇氏所述《本经》云云，当属误引之文。

雁肪

人多不食者，谓其知阴阳之升降，分长少之行序。世或谓之天厌，亦道家之一说尔。食之则治诸风。"唐本注"曰："雁为阳鸟"。其义未尽，兹盖得中和之气，热则即北，寒则即南，以就和气。所以为礼币者，一以取其信，二取其和。

【点评】"三厌"包括天厌雁、地厌犬和水厌鱼，是道家忌食的三种动物雁、狗和蠡鱼。然自《本经》收载雁肪以来，雁毛、雁粪、雁屎白、雁骨陆续入药。作为保护动物，现已禁止猎杀和药用。

鹧鸪

郑谷所谓：相呼相应湘天阔①者，南方专充庖。然治瘴及菌毒甚效。余悉如《经》。

【点评】为雉科动物鹧鸪的肉或全体。《唐本草》以其"主岭南野葛、菌毒、生金毒及温瘴"，古方很少伍用。

---

① 相呼相应湘天阔：出自唐代郑谷的七律诗《鹧鸪》尾联"相呼相应湘江阔，苦竹丛深日向西"。"湘天"疑"湘江"之误。

雉

其飞若矢，一往而堕，故今人取其尾置船车上，意欲如此快速也。汉吕太后名雉，高祖字之曰"野鸡"。其实即鸡属也。食之，所损多，所益少。

鹰屎白

兼他药用之，作溃虚积药，治小儿奶癖黄，鹰粪白一钱，密陀僧一两，舶上硫黄一分，丁香二十一个，右为末，每服一字，三岁以上半钱。用乳汁或白面汤调下，并不转泻。一复时取下青黑物后，服补药。醋石榴皮半两，炙黑色，伊祁①一分，木香一分，麝香半钱，同为末。每服一字，温薄酒调下，并吃二服。凡小儿胁下硬如有物，乃是癖气，俗谓之奶脾。只服温脾化积气丸子药，不可取转，无不愈也。取之多失。

【点评】《别录》以本品"主伤挞，灭瘢"。灭瘢常配伍鸡屎白、白僵蚕、白附子、白芷、密佗僧等，入面膏外涂以获效。

雀卵

孟诜云："肉，十月已后，正月已前食之。"此盖取其阴阳静定，未决泄之义。卵亦取第一番者。

【点评】《别录》收录雄雀屎，《食疗本草》以雀肉入药，《开宝本草》续增雀卵、雀脑和雀头血。古方尚有配伍雀卵白、雀卵壳、

---

① 伊祁：即全蝎。《博济方》卷三、《苏沈良方》卷二均有伊祁丸。

雄雀、雄雀肝而为用者。

鹳

头无丹，项无乌带，身如鹤者是，兼不善唳，但以喙相击而鸣。作池养鱼蛇以哺子之事，岂可垂示后世？此禽多在楼殿吻土①作窠，日夕人观之，故知其未审耳。礜石条中亦著。

【点评】为鹳科动物白鹳。《别录》以鹳骨"主鬼蛊、诸疰毒、五尸、心腹疾"收录。古方鹳嘴、鹳肫亦入药用。

伏翼

屎合疳药。白日亦能飞，但畏鸷鸟不敢出。此物善服气，故能寿。冬月不食，亦可验也。

【点评】为蝙蝠科伏翼，为哺乳动物，不当放在鸟类。《本经》并存伏翼和天鼠屎两条，明确天鼠屎即伏翼屎，又称夜明砂，此当详审。夜明砂有清热明目，活血消积之功，用于青盲，雀目，目赤肿痛，内外翳障，小儿疳积，瘰疬，疟疾。

孔雀

尾不可入目，昏翳人眼。

---

① 土：原作"上"，据《证类》改。

鸬鹚

陶隐居云："此鸟不卵生，口吐其雏。今人谓之水老鸦，巢于大木，群集，宿处有常，久则木枯，以其粪毒也。怀妊者不敢食，为其口吐其雏。"陈藏器复云：使易产，临时令产妇执之，与陶相戾。尝官于澧州，公宇后有大木一株，其上有三四十巢，日夕观之，既能交合，兼有卵壳布地，其色碧。岂得雏吐口中？是全未考寻，可见当日听人之误言也。

【点评】陶弘景称"此鸟不卵生，口吐其雏"，唐代陈藏器讹以传讹，认为"此鸟胎生"，并由"口吐其雏"取象思维地得出鸬鹚"使易产"的功用。古时，许多药物功能，是基于表象、初象、具象和形象的感悟而确认的，倘若这些基本观察有误，自然得出歪曲的功能认识。寇氏以观察所见辩驳其误，无疑是正确的。鸬鹚，又叫鱼鹰、捉鱼鸟。鸬鹚捕鱼是汉族传承千年的古老技艺，一直保留至今。

白鸽

其毛羽色于禽中品第最多。野鸽粪一两，炒微焦，麝香别研，吴白术各一分，赤芍药、青木香各半两，柴胡三分，延胡索一两，炒赤色，去薄皮。七物同为末，温无灰酒，空心调一钱服，治带下，排脓，候脓尽即止后服，仍以他药补血脏。

斑雉

斑鸠也，尝养之数年，并不见春秋分化。有有斑者，有无斑者，有灰色者，有小者，有大者。久病虚损人食之补气。虽有此数色，其用即一也。

【点评】即斑鸠，《嘉祐本草》补入，以其肉"主明目""益气助阴阳"。古方配伍本品甚少。

鹑

鹑有雌雄，从卵生，何言化也[①]？其说甚容易。尝于田野屡得其卵，初生谓之罗鹑，至初秋谓之旦[②]秋，中秋已后谓之白唐。然一物四名，当悉书之。小儿患疳及下痢五色，旦旦食之，有效。

【点评】《嘉祐本草》补入，云其"补五脏，益中续气，实筋骨，耐寒温，消结热"。"四月以前未堪食，是虾蟆（即蟾蜍）化为也"。故寇氏辩云："鹑有雌雄，从卵生，何言化也"，所言极是。

---

① 也：原无，据《证类》补。
② 旦：《证类》作"早"。

本草衍义卷之十七

石蜜

《嘉祐本草》石蜜收虫鱼部中，又见果部。新聿①取苏恭说，直将石字不用。石蜜既自有本条，煎炼亦自有法。今人谓之乳糖，则虫部石蜜自是差误，不当更言石蜜也。《本经》以谓白如膏者良，由是知石蜜字，乃白蜜字无疑。去古既远，亦文字传写之误，故今人尚言白沙蜜。盖经久则陈白而沙，新收者惟稀而黄。次条蜜蜡，故须别立目。盖是蜜之房，攻治亦别。至如白蜡，又附于蜜蜡之下，此又误矣。本是续上文，叙蜜蜡之用，及注所出州土，不当更分之为二。何者？白蜡本条中盖不言性味，止是言其色白尔。既有黄白二色，今止言白蜡，是取蜡之精英者，其黄蜡直置而不言。黄则蜡陈，白则蜡新，亦是蜜取陈，蜡取新也。"唐注"云：除蜜字为佳。今详之：蜜字不可除，除之即不显蜡自何处来。山蜜多石中或古木中有，经二三年或一得而取之，气味醇厚。人家窠槛中蓄养者，则一岁春秋二取之。取之既数，则蜜居房中日少，气味不足，所以不逮陈白者日月足也。虽收之，才过夏亦酸坏。若窆于井中近水处，则免。汤火伤，涂之痛止，仍捣薤白相和，虽无毒，多食亦生诸风。

【点评】即蜂蜜，《本经》首称石蜜，寇氏对此颇有异议。其实，早期蜂蜜并非家蜂所酿，野蜂或筑巢悬崖岩石之上，或建窠

---

① 聿：《说文解字》释曰：所以书也。《证类》作"书"。

于树枝之间。《别录》所称石蜜"生武都山谷、河源山谷及诸山石中"，陶弘景注云："石蜜即崖蜜也。高山岩石间作之""又木蜜呼为食蜜，悬树枝作之"，足以说明，"石蜜"是当时以崖蜜居多而取名，并无"石""白"传写之误。

牡蛎

须烧为粉用，兼以麻黄根等分，同捣，研为极细末，粉盗汗及阴汗，本方使生者，则自从本方。左顾，《经》中本不言，止从陶[1]隐居说。其《酉阳杂俎》已言："牡蛎言牡，非为雄也。且如牡丹，岂可更有牝丹也[2]？今则合于地，人面向午位，以牡蛎顶向子，视之口，口在左者为左顾。"此物本无目，如此，焉得更有顾盼也[3]。

【点评】《本经》称其"主伤寒、寒热、温疟洒洒、惊恚怒气，除拘缓、鼠瘘、女子带下赤白"。古方伍用之，侧重发挥收涩之用，治疗崩漏、遗精、虚汗、小便频数、消渴，并重镇以安心神，治疗心虚惊悸、惊痫。

桑螵蛸

自采者真，市中所售者，恐不得尽皆桑上[4]者。《蜀本》：《图经》浸泡之法，不若略蒸过为佳。邻家有一男子，小便日数十次，如稠米泔，色亦白，心神恍惚，瘦瘁，食减，以女劳得之。令[5]服此桑螵蛸散，未终一剂而愈。安神魂，定心志，治健忘、小便数，补心气。桑

---

① 不言，止从陶：原脱，据《证类》、柯本、商本、颜本补。
② 非为雄也……牡丹也：原脱，据《证类》、柯、商本、颜本补。
③ 午位……顾盼也：原脱，据《证类》、柯本、商本、颜本补。
④ 上：原残缺，据《证类》、商本、商本、颜本补。
⑤ 令：《证类》作"今"。

螵蛸、远志、菖蒲、龙骨、人参、茯神、当归、龟甲醋炙，已上各一两，为末。夜卧，人参汤调下二钱。如无桑上者，即用余者，仍须以炙桑白皮佐之，量多少可也。盖桑白皮行水，意以接螵蛸就肾经。用桑螵蛸之意如此，然治男女虚损，益精，阴痿，梦失精，遗①溺，疝瘕，小便白浊，肾衰，不可阙也。

【点评】桑螵蛸即附着在树枝上的螳螂卵鞘。并非只生桑树，因称兼得桑皮之津，古以桑上者为佳。究竟生于何树为上，尚待研判。当在深秋或春二三月尚未孵化之前采集，蒸或火炙干燥后入药。大体用于中风不遂、淋涩、风湿痹、疮疡、惊痫和肾虚骨痿、阳痿诸疾，与当今专司补肾壮阳、固精缩尿有所不同。

海蛤 文蛤

陈藏器所说是，今海中无雁，岂有食蛤粪出者。若蛤壳中有肉时，尚可食。肉既无，焉得更有粪中过数多者？必为其皆无廉棱②，乃有是说。殊不知风浪日夕淘汰，故如是。治伤寒汗不溜，搐却手脚，海蛤、川乌头各一两，川山甲二两，为末，酒糊为③丸，大一寸许，捏扁，置所患足心下，擘葱白盖药，以帛缠定。于暖室中，取热水浸脚至膝上，久则水温，又添热水，候遍身汗出为度。凡一二日一次浸脚，以知为度。

【点评】海蛤、文蛤，《本经》单列条次。寇氏大体因其形似和功用相近而合并。古方伍用海蛤较多，配用文蛤较少。海蛤主治水肿、瘿病、牙宣和淋涩；文蛤复方散在，仅有少数用于痈疽、

---

① 自采者真……梦失精，遗：本条"遗"字以上内容原全脱，据《证类》、柯本、商本、颜本补。

② 廉棱：棱角也。

③ 为：《证类》、颜本作"和"。

疥疮、揩齿，治疗瘿瘤仅见《普济方》海藻丸一方，且海蛤、文蛤同处一方。两者功用有明显区别。现今认为，海蛤为帘蛤科动物青蛤等几种海蛤的贝壳，其清热利水，化痰软坚，用于热痰喘嗽，水肿、淋病、瘿瘤、积聚、血结胸痛、血痢、痔疮、崩漏、带下。而文蛤为帘蛤科动物文蛤的贝壳，能清热利湿，化痰软坚，治疗口渴烦热，咳逆胸痹、瘰疬、痰核、崩漏、痔漏。功用仍有异同。

石决明

《经》云："味咸"，即是肉也。人采肉以供馔，及干至都下，北人遂为珍味。肉与壳两可用，方家宜审用之。然皆治目，壳研，水飞，点磨外障翳。登、莱州甚多。

【点评】本品为鲍科动物杂色鲍、羊鲍、皱纹鲍等的贝壳。并非来自《本经》，为《别录》始载，"主目障翳痛，青盲"。含本品古方，几近"皆治目"，尤以内外障眼最众，目赤痛、目生翳膜次之，再次目昏暗、雀目和青盲。现今增加平肝潜阳之功，用于头痛、眩晕。

真珠

小儿惊热药中多用。河北塘、淀中亦有。围及寸者，色多微红。珠母与廉州珠母不相类，但清水急流处，其色光白，水浊及不流处，其色暗。余如《经》。

【点评】即珍珠，自古便有海水、淡水产两类。可作饰物和药用。为《开宝本草》收载，"主手足皮肤逆肿，镇心，绵裹塞耳主聋。敷面令人润泽，好颜色。粉点目中，去肤翳障膜"。古方配伍本品，主治惊风、诸痫、目生肤翳、惊悸、中风等。常合他药制成面膏，祛斑增白、泽面润肤。

秦龟

即生于秦者。秦地山中多老龟，极大而寿。龟甲即非止秦地有，四方皆有之，但取秦地所出大者为胜。今河北独流、钓台甚多，取龟筒治疗，亦入众药。止此二种，各逐本条。以其灵于物，方家故用以补心，然甚有验。

【点评】《本经》首载龟甲，《别录》收录秦龟。龟甲"生南海及湖水中"；而秦龟"生山之阴土中"，两者产地有别但较笼统。据《证类》附《本草图经》江陵秦龟图，产地当在湖北江陵。陶弘景曰：秦龟"即山中龟不入水者，形大小无定""广州有蠵蟕"；"唐本注"云：鸯龟"荆楚之间谓之呷蛇龟也。秦龟即蠵蟕"，如此，产地又增广州，而荆楚属地仍在湖北。寇氏所谓"秦地山中多老龟"，当在陕西一带。是知此龟湖北、广东、陕西等地均产。秦龟"除湿痹气，身重，四肢关节不可动摇"，个别古方配伍其肉疗蛇伤，以其血治毒箭所伤。

瑇瑁

治心经风热。生者入药，盖性味全也。既入汤火中，即不堪用，为器物者是矣。与生熟犀其义同。

【点评】又称玳瑁，属海龟科大型海龟，体长大者可达100cm，体重50kg左右，背甲计13块，作覆瓦状排列。《开宝本草》收载，"主解岭南百药毒"，血"饮以解诸药毒"。《食性本草》增补功用甚多，肉"主诸风毒，行气血，去胸膈中风痰，镇心脾，逐邪热，利大小肠，通妇人经脉"；甲壳"亦似肉，同疗

心风邪，解烦热"。《日华子》增"破癥结，消痈毒，止惊痫"之
用。古方配伍本品，主治惊悸、中风、惊痫、产后血晕、诸痓，
解诸毒。现为二级保护动物。

鲤鱼

至阴之物也，其鳞故三十六。阴极则阳复，所以《素问》曰：
"鱼，热中。"王叔和曰："热即生风。"食之，所以多发风热，诸家所
解并不言。《日华子》云："鲤鱼凉"，今不取，只取《素问》为正。万
一风家更使食鱼，则是贻祸无穷矣。

【点评】《本经》以鲤鱼胆入药，"主目热泪盈眶赤痛、青盲、
明目"。《别录》续增肉、齿功用。古方伍用，主治目赤痛、目生
翳膜、目昏暗，其次治疗痔疾、癫痫、痈疽。此外，古方中鲤鱼
头、甲、皮、睛、肠、脂皆入药用，主治也各有异同。

蠡鱼

今人谓之黑鲤鱼，道家以谓头有星为厌。世有知之者，往往不敢
食。又发故疾，亦须忌尔。今用之疗病，亦止取其一端耳。

【点评】为鳢科动物乌鳢的肉或全体。又称鳢鱼、黑鳢、鲷
鱼、文鱼。关于"道家以谓头有星为厌"，前雁肪条已明确道家
三厌，水厌正是此鱼。古人对有灵气，通人性的动物有禁杀生、
忌食用的习俗。

鮧鱼

形少类獭，有四足，腹重坠如囊，身微紫色。尝剖之，中有三小

蟹，又有四五小石块，如指面许，小鱼五七枚。然无鳞，与鮎、鲍相类。今未见用者。

【点评】为鮎科动物鮎鱼的全体或肉，又名鳀鱼、鲶鱼等。《别录》收录，"主百病"。功用十分笼统。《唐本草》苏注："主水浮肿，利小便"。个别古方伍用鮎鱼涎、鮎鱼肝治疗口渴、痫、骨髓和白驳。

鳝[①]鱼

腹下黄，世谓之黄鳝。此尤动风气，多食令人霍乱，屡见之。向在京师，邻舍一郎官，因食黄鳝，遂至霍乱吐利，几至委顿。又有白鳝，稍粗大，色白，二者皆亡鳞。大者长尺余。其形类蛇，但不能陆行，然皆动风。江陵府西有湖曰西湖，每岁夏秋沮河水涨，即湖水满溢，冬即复涸，土人于干土下地掘得之。每及二三尺，则有往来鳝行之路，中有泥水。水涸又下，水至复出。

【点评】《别录》收录，"主补中益血，疗沈唇（剥脱性唇炎）"。然含鳝鱼古方用于痔漏、瘰疬、下注疮、中风之类，主治有所不同。此外，鳝鱼头骨、皮、血等也入药用。

鲫鱼

开其腹，内药，烧之，治齿。

【点评】《唐本草》增补，鲫鱼"主诸疮""肠痈"；鲫鱼头灰"主小儿头疮、口疮、重舌、目瞖""胃弱不下食""久赤白痢"。古方

---

① 鳝：亦作"鳝"。

相配，主治诸疮、痔漏、脏毒下血、瘰疬，常作病中或病后食治调补之品。另外，鲫鱼头、皮、肠、胆、脑和鳞也入药用。

猬①皮

取干皮兼刺用，刺作刷，治纸帛绝佳。此物兼治胃逆，开胃气有功，从虫从胃有理焉。胆治鹰食病。世有养者，去而复来，久亦不去。当缩身藏足之时，人溺之即开。合穿山甲等分，烧存性，治痔。入肉豆蔻一半，末之，空肚热米饮调二钱服。隐居所说，跳入虎耳及仰腹受啄之事，"唐本注"见摈，亦当然。

【点评】远古之时，虫兽不分，蛙、蟾蜍、蛇、蚺、蟒、蜥蜴、蝙蝠等从造字角度皆属虫类，虎称"吊睛白额大虫"，其实它们均不是动物分类学意义上的虫。猬也如此，后改称"猬"，而蛙、蛇等则将错就错。《本经》以本品"主五痔、阴蚀、下血、赤白五色、血汁不止、阴肿痛，引腰背"。古方伍用本品，治疗痔漏占压倒优势，肠风脏毒下血、崩漏、鼻衄、诸瘘、瘰疬、疮疡、胃反也常取用。除皮之外，猬刺、猬肉、猬脂、猬心、猬肝、猬胆、猬脑均有入药。

石龙子

蜥蜴也，今人但呼为蝎蜥。大者长七八寸，身有金碧色。仁庙朝，有一蜥蜴在右掖门西濬沟庙中，此真是蜥蜴也，郑状元②有诗。有樵者于涧下行，见一蜥蜴自石罅中出，饮水讫而入。良久，凡百十

---

① 猬：同"猬"。

② 郑状元：即唐天宝年间的郑元和，年少天资聪颖，弱冠进京赶考，沦落风尘，贻误考期，被家父暴打驱逐家门，沦为乞丐，后败子回头，终中头名。

次，尚不已。樵者疑，不免翻石视之，有冰雹一二升。樵人讶而去，行方三五里，大雨至。良久，风雹暴作。今之州县依法用此祈雨。《经》云：治五癃，破石淋，利水道。亦此义乎。

【点评】《本经》称其"主五癃、邪结气，破石淋，下血，利小便水道"。由郑元和诗文中樵夫所见，悟出蜥蜴功用，当属事后诸葛，穿凿附会。古方配伍本品，主治诸尸、诸疰、诸瘘、瘰疬和疮疡，与《本经》所述功用相差较大。

露蜂房

露蜂房有两种：一种小而其色淡黄，窠长六七寸至一尺者，阔二三寸，如蜜脾下垂，一边是房，多在丛木郁翳之中，世谓之牛舌蜂。又一种或在高木上，或屋之下，外作固，如三四斗许，小者亦一二斗，中有窠如瓠之状，由此得名。蜂色赤黄，其形大于诸蜂，世谓之元①音犯圣祖讳，今改为元②。瓠蜂。《蜀本》《图经》言"十一月十二月采"者，应避生息之时也。今人用露蜂房，兼用此两种。

【点评】为胡蜂科昆虫黄星长脚黄蜂或多种近缘昆虫的巢。《本经》首载，"主惊痫、瘈疭，寒热邪气，癫疾，蛊毒，肠痔"。古方配伍本品，主治疮疡、痈疽、诸痫、诸痔、诸瘘、瘰疬、大风癞病，丰富了《本经》的功用范围。

樗鸡

东、西京界尤多，形类蚕蛾，但头足微黑。翅两重，外一重灰

---

① 元：商本作"玄"。
② 音犯圣祖讳，今改为元：商本无此小字注文。

色，下一重深红，五色皆具，腹大，此即樗鸡也。今人又用之行瘀血月闭。

【点评】为蝉科昆虫红娘子的干燥全虫，有毒。此虫能分泌毒液，刺激皮肤而发泡，故《别录》曾有"不可近目"之戒。《本经》云其"主心腹邪气、阴痿，益精强志，生子，好色，补中轻身"。古方配伍本品，用于瘰疬、癥瘕、疥癣、诸疮。与《本经》功用相差甚大。

蚱蝉

夏月身与声皆大者是，始终一般声，仍皆乘昏夜方出土中，升高处，背壳坼蝉出。所以皆夜出者，一以畏人，二畏日炙，干其壳而不能蜕也。至时寒则坠地，小儿蓄之，虽数日亦不须食。古人以谓饮风露，信有之。盖不粪而溺，亦可见矣。西川有蝉花，乃是蝉在壳中不出而化为花，自项中出。又，壳治目昏翳。又水煎壳汁，治小儿出疮疹不快，甚良。

【点评】为蝉科昆虫黑蚱的全虫。《本经》首载，"主小儿惊痫，夜啼，癫病，寒热"。其羽化后的蜕壳名蝉壳或蝉蜕，古今医方多用此壳。"唐本注"云：壳"主小儿痫，女人生子不出""主久痫"；《药性论》曰："蝉蜕使，主治小儿浑身壮热，惊痫兼能止渴"；加之寇氏"壳治目昏翳"，蝉蜕功用逐渐得以完善。古方配伍蝉蜕，主治急慢惊风、惊痫、小儿痄疾、中风、目赤痛、目昏暗、内外障眼、目生翳膜、痘疹、风瘙瘾疹、夜啼等。

白僵蚕

然蚕有两三番，惟头番僵蚕最佳，大而无蛆。治小儿惊风，白僵蚕、蝎梢等分，天雄尖、附子尖共一钱，微炮过，为细末，每服一字或半钱，以生姜温水调，灌之。其蚕蛾则第二番者，以其敏于生育。

【点评】为蚕蛾科昆虫家蚕蛾的幼虫感染白僵菌而僵死的干燥全虫。《本经》云其"主小儿惊痫、夜啼，去三虫，灭黑黯，令人面色好，男子阴疡病"；《别录》补充"女子崩中赤白，产后余痛，灭诸瘢痕"。考古方配伍之用，治疗痉病（惊风、破伤风、痫）、中风占压倒多数；其次为喉痹、风瘙瘾疹、疔疮、头痛、风热。同时制成面膏治疗面黯、瘢痕、面疮、风刺和面皱。

木虻

大小有三种。蜚虻，今人多用之，大如蜜蜂，腹凹扁，微黄绿色。雄、霸州、顺安军沿塘泺界河甚多。以其惟食牛马等血，故治瘀血、血闭。

【点评】木虻、蜚虻皆《本经》首载，寇氏却认为："木虻大小有三种。蜚虻今人多用之"。亦即蜚虻是木虻中的一种，如此，矛盾便凸显出来。另外，陶弘景云：木虻"不噉血"，而"唐本注"予以反驳："虻有数种，并能噉血"。倘若如此，木虻与蜚虻便不宜单列条次。可以注意到，今日本草和中药文献，多论虻虫，且典出蜚虻，木虻似乎已经淡出。据《本经》所记：蜚虻"主逐瘀血，破下血积坚痞、癥瘕、寒热，通利血脉及九窍"。古方配伍本品，主治月水不通、月水不调、瘀血，产后恶露不尽、癥瘕积聚。

䗪虫

今人谓之簸箕虫，为其像形也。乳脉不行，研一枚，水半合，滤清，服。勿使服药人知。

【点评】又称土鳖虫，《本经》首载，"主心腹寒热洗洗、血积、癥瘕，破坚、下血闭，生子"。《药性论》以其"治月水不通、破留血、积聚"。古方伍用之，主治月水不通、月水不调、月水来腹痛、崩漏、癥瘕积聚、痞结；另见治疗惊痫、诸痔和疟疾。

蛴螬

此虫诸腐木根下有之。构木津甘，故根下多有此虫，其木身未有完者。亦有生于粪土中者，虽肥大，但腹中黑，不若木中者，虽瘦而稍白。生研，水绞汁，滤清饮，下奶。

【点评】为金龟子科昆虫朝鲜黑金龟子的干燥幼虫，是旱田农作物主要虫害之一，专食作物根部。《本经》称其"主恶血、血瘀、痹气、破折，血在胁下坚满，月闭，目中淫肤、青翳白膜"。古方配伍本品，主治月水不通、积聚、产后乳无汁、痈疽、痹痛和吐血。

蛞蝓 蜗牛

二物矣。蛞蝓，其身肉止一段。蜗牛，背上别有肉，以负壳行，显然异矣。若为一物，《经》中焉得分为二条也。其治疗亦大同小异，故知别类。又谓蛞蝓是蜗牛之老者，甚无谓。蛞蝓有二角，蜗牛四角，兼背有附壳肉，岂得为一物也。

【点评】蛞蝓为蛞蝓科动物的全体；蜗牛为蜗牛科动物蜗牛的全体。蛞蝓出自《本经》，《别录》增入蜗牛，并非《本经》分为二条。或二种"近似一物"，或所治大同小异，寇氏合而论之。《本经》以蛞蝓"主贼风祸僻、轶筋及脱肛、惊痫、挛缩";《别录》取蜗牛"主贼风祸僻、蹄跌，大肠下脱肛，筋急及惊痫"。两者功用确实相近。古方配伍蜗牛，主治小儿疳疾、瘰疬、诸痔、疔疮、惊风。蛞蝓则伍用甚少。现实功用均变化较大，相同之处在于，均可清热解毒消肿，用于惊痫、痈肿、喉痹和蜈蚣咬伤。前者另治喘息、月闭、癥瘕，后者可疗消渴、疟腮、瘰疬、痔疮。

水蛭

陈藏器、《日华子》所说备矣。大者，京师又谓之马鳖。腹黄者，谓之马黄。畏盐，然治伤折有功。《经》与"注"皆不言修制，宜子细，不可忽也。今人用者皆炒。

【点评】又称蚂蟥，栖息于水田、沼泽、沟渠中。《本经》首载，"主逐恶血、瘀血、月闭，破血瘕、积聚、无子，利水道"。本品破血化瘀之力甚强。古方配伍之，主治月水不通、月水不调、瘀血、月水来腹痛、癥瘕积聚、产后恶露不尽、跌打骨伤。

鳖甲

九肋者佳，煮熟者不如生得者，仍以醭醋炙黄色用。《经》中不言治劳，惟蜀本、《药性论》云："治劳瘦，除骨热"[1]，后人遂用之，然甚有据，亦不可过剂。头血涂脱肛。又，烧头灰亦治。

【点评】为鳖科动物鳖的背甲。《本经》首载，"主心腹癥瘕坚积、寒热，去痞、息肉、阴蚀、痔、恶肉"，古方伍用之，取治骨蒸、虚劳、积聚、癖气、痞气和疟疾。以头血涂脱肛，或烧头

---

[1] 治劳瘦，除骨热：《药性论》所述，与《蜀本草》无关。

灰治之，皆取象之意，未必获效。《纲目》认为："鳖甲青入肝，故所主者，疟劳、寒热、痃瘕、惊痫、经水、痈肿、阴疮，皆厥阴血分之病也。水龟色黑入肾，故所主者，阴虚精弱、腰膝酸软、阴疟、泄痢，皆少阴血分之病也。"另外，鳖头、鳖肉、鳖血、鳖卵、鳖胆、鳖脂、鳖甲胶皆入药用。

乌贼鱼

干置，四方人炙食之。多取骨镂为钿①。研细，水飞，澄下，比去水，日干之，熟蜜和得所，点目中翳，缓取效。

【点评】即海螵蛸。《本经》以乌贼鱼骨入药，"主女子漏下赤白经汁、血闭、阴蚀肿痛、寒热、癥瘕、无子、寒肿"。《素问·腹中论》四乌鲗骨一藘茹丸，即以乌贼鱼骨和茜草两药组方，专治妇人血枯。寇氏所谓"点目中翳"，传承《唐本草》之用也。古方配伍本品，主治崩漏、月水不断并肠风下血，尚用于赤白带下、目生障翳、目赤痛等。现今收敛功能拓展到涩精止遗，兼以制酸止痛，取治胃痛吞酸。

蟹

伊、洛绝少，今多自京师来，京师亦自河北置之。今河北沿边沧、瀛洲等所出甚多。徐州亦有，但不及河北者。小儿解颅②，以螯并白及烂捣，涂囟上，颅合。此物极动风，体有风疾人不可食，屡见其事。河北人取之，当八九月蟹浪之时，直于塘浇岸上，伺其出水而拾之。又，夜则以灯火照捕，始得之。时黄与白满壳，凡收藏十数日

---

① 钿（diàn 店）：饰物。
② 胪：通"颅"。

不死，亦不食。此物每至夏末秋初，则如蝉蜕解。当日名蟹之意，必取此义。

【点评】全称螃蟹，为方蟹科动物中华绒螯蟹的肉和内脏。《本经》云：蟹"主胸中邪气，热结痛，㖞僻，面肿"，古时蟹壳、蟹汁、蟹爪甲、蟹腹白皮、蟹髓、蟹黄均可入药。

原蚕蛾

有原复敏速之义，此则第二番蛾也。白僵蚕条中已具。屎，饲牛代谷。又以三升醇酒，拌蚕屎五斗，用甑蒸热于暖室中，铺于油单上，令患风冷气闭及近感瘫风人，就所患一边卧，着温热，厚盖覆，汗出为度。若虚人须常在左右，防大热昏冒。仍令头面在外，不得壅覆。未全愈，间，再作。

【点评】为蚕蛾科昆虫家蚕蛾的干燥全虫。又称晚蚕蛾，其屎即中药蚕沙，临证以此应用为盛。《嘉祐本草》补入，原蚕蛾"主益精气，强阴道，交接不倦，亦止精"。即益精、固精、壮阳三用。古方配伍，侧重痉病(惊风、诸痫、破伤风)、中风、口疮等。与本草所记多有违逆。

蚕蜕

治妇人血风，此则眠起时所蜕皮是也。其蚕退纸谓之蚕连，亦烧灰用之，治妇人血露。

【点评】为蚕蛾科昆虫家蚕蛾幼虫的脱皮。《嘉祐本草》以蚕退补入，专"主血风病"。古方配伍本品较少，用于翳膜、内外障眼、目昏暗和崩漏。

鳗鲡鱼

生剖晒①干，取少许，火上微炙，候油出，涂白剥风，以指擦之，即时色转。凡如此五七次，用即愈，仍先于白处微微擦动。

鲛鱼　沙鱼

皮一等，形稍异。今人取皮饰鞍剑。余如《经》。

【点评】鲨鱼古称鲛、鲛鲨、沙鱼。鲛鱼与沙鱼，同鱼而异名。寇氏认为两者"皮一等，形稍异"，或与种类不同有关。鲨的种类甚多，如灰鲸鲨、大白鲨、大青鲨、鲭鲨、虎鲨、扁鲨、角鲨等。《唐本草》以其肉入药，"主蛊气、蛊痊"。鲨鱼皮和胆也入药用。

河豚

《经》言"无毒"。此鱼实有大毒，味虽珍，然修治不如法，食之杀人，不可不谨也。厚生者不食亦好。苏子美②云："河豚于此时，贵不数鱼虾"③。此时诗家鄙讽之言，未足全信也，然此物多怒，触之则怒气满腹，翻浮水上，渔人就以物撩之，遂为人获。橄榄并芦根汁解其毒。

【点评】《开宝本草》收载，原称"无毒"，寇氏强调其有大毒，

---

① 晒：《证类》作"煞"。"煞"通"杀"。
② 苏子美：宋代文人、词家苏舜钦，其字子美。
③ 河豚于此时，贵不数鱼虾：宋人梅尧臣《河豚鱼》诗云："春洲生荻芽，春岸飞杨花。河豚当是时，贵不数鱼虾。"寇氏认为系苏子美诗句，恐为张冠李戴。

是正确的。河豚体内含有一种能致人死命的神经性毒素，主要在卵巢、肝脏，其次是肾脏、血液、眼、鳃和皮肤，肌肉中不含毒素，但河豚死后内脏毒素可渗入肌肉，使肉中也含少量毒素。所云"此物多怒"，其实是其遭受威胁时的一种本能，使身体迅速膨胀成多刺的圆球，以免伤害。古今方剂很少伍用。

紫贝

大二三寸，背上深紫，有点但黑。《本经》以此烧存性，入点眼药。

【点评】为宝贝科动物阿文绶贝、山猫眼宝贝、虎斑宝贝等的贝壳。《唐本草》增补，以其"明目，去热毒"。古方伍用较少，仅见用于障翳、目赤、痈疽、喉痹者。所谓"烧存性，入点眼药"，并非《本经》文。

鲈鱼

益肝肾，补五脏，和肠胃。食之宜人，不甚发病。宜然，张翰①思之也。

【点评】北宋范仲淹有诗《江上渔者》云："江上往来人，但爱鲈鱼美"。道出人们对鲈鱼的喜爱。其功多在补益。

虾蟆

多在人家渠堑下，大腹，品类中最大者是。遇阴雨或昏夜即出

---

① 张翰：西晋文学家，齐王司马冏执政，辟为大司马东曹掾。翰见祸乱方兴，以莼鲈之思为由，辞官而归。

食。取眉间有白汁，谓之蟾酥。以油单裹眉裂之，酥出单上，入药用。有人病齿缝中血出，以纸纤子蘸干蟾酥少许，于血出处按之，立止。世有人收三足枯蟾，以罔众，但以水沃半日，尽见其伪。盖本无三足者。

【点评】即蟾蜍，有毒。《本经》首载，"主邪气，破癥坚血、痈肿，除疮。服之不患热病"。古方伍用蟾蜍，主治小儿疳疾和疮疡；配伍蟾酥，所治大同小异，兼疗牙病。

鼃 音蛙

其色青，腹细，嘴尖，后脚长，故善跃。大其声则曰蛙，小其声则曰蛤。《月令》所谓"雀入大水化为蛤"者也。唐韩退之诗："一夜青蛙啼到晓"①者是此。食之，性平，解劳热。

【点评】《别录》收录，"主小儿赤气、肌疮、脐伤，止痛、气不足"。现今很少入药。

蛤蚧

补肺虚劳嗽有功，治久嗽不愈。肺间积虚热，久则成疮，故嗽出脓血，晓夕不止，喉中气塞，胸膈噎痛。蛤蚧、阿胶、生犀角、鹿角胶、羚羊角各一两，除胶外皆为屑，次入胶，分四服。每服用河水三升，于银器中慢火煮至半升，滤去滓，临卧微温，细细呷。其滓候服尽，再搥，都作一服，以水三升，煎至半升，如前服。若病人久虚，不喜水，当递减水。张刑部②子皋病极，田枢密况送此方，遂愈。

---

① 一夜青蛙啼到晓：诗句出自韩愈《盆池五首》首联。"啼"原作"鸣"，据韩愈《盆池五首》改。

② 张刑部：唐太宗时刑部尚书张亮也。

【**点评**】《开宝本草》收载，"主久肺劳、传尸，杀鬼物、邪气，疗咳嗽，下淋沥，通水道"。古方配伍本品，主治咳嗽、喘嗽、肺气喘急、肺痿、肺劳。现今增治肾虚阳痿、遗精、消渴。

鲮鲤甲

穴山而居，亦能水。烧一两存性，肉豆蔻仁三个，同为末，米饮调二钱服，治气痔脓血。甚者，加蝟皮一两烧，入。中病即已，不必尽剂。

【**点评**】即穿山甲之鳞片，《别录》以其"主五邪、惊啼、悲伤"并"蚁瘘"。古方配伍时，主治发生较大偏离，侧重诸痔、疮疡、痈疽、伤折、产后乳无汁和月水不通等。

蜘蛛

品亦多，皆有毒。《经》不言用是何种，今人多用人家檐角、篱头、陌巷之间，空中作圆网，大腹、深灰色者。遗尿着人作疮癣。

【**点评**】《别录》收录，"主大人小儿癀"，古方配伍本品，用于疮疡、虫蛇咬伤、疟疾、脱肛、脐风撮口、诸癫、疝疾、瘰疬、疥癞。

蜻蛉

其中一种最大，京师名为马大头者是。身绿色。雌者，腰间一遭碧色。用则当用雄者。陶隐居以谓青色大眼。一类之中，元无青者，眼一类皆大。此物生化于水中，故多飞水上。唐杜甫云："点水蜻蜓款款飞"①。

【点评】即蜻蜓，《别录》收录，以其"强阴止精"。《济生拔粹》固真丹，即以本品合用他药以补虚固精。

石蚕

谓之为草，则缪矣。《经》言"肉解结气"，"注"中更辩不定。此物在处有，附生水中石上，作丝茧如钗股，长寸许，以蔽其身，色如泥，蚕在其中。此所以谓之石蚕也。今方家用者绝稀。此亦水中虫耳，山河中多。

【点评】为石蚕科昆虫石蛾或其近缘昆虫的幼虫。《本经》首载，"主五癃，破石淋、堕胎；肉解结气，利水道，除热"。古方用之甚少。

蛇蜕

从口翻退出，眼睛亦退，今合眼药多用，取此义也。入药洗净。

【点评】为多种蛇蜕下的皮膜。古今凡蛇之蜕皮，均作蛇蜕入药。《本经》首载，"主小儿百二十种惊痫、瘛疭、癫疾、寒热、肠痔、蛊毒、蛇痫"。古方配伍本品，主治惊痫、惊风、痔疾、内外障眼、目赤痛、目昏暗、目生肤翳、诸痔、疔疮、喉痹等，业已超出最初的主治范围。

---

① 点水蜻蜓款款飞：诗句出自杜甫《曲江二首》颈联。

蛇黄

椎破，中间有如自然铜者佳。治心悸动，火烧赤，酒淬至酥二两，朱砂一两，与蛇黄同研，水飞，天麻二两，别为末，与前二味合匀，每以半钱，少以薄荷汤调，食后、夜卧服，殊效。

【点评】据《证类》卷五玉石部下品蛇黄条所记，《唐本草》始将蛇黄收于玉石部。所附诸家论述未见《衍义》文。底本引据何处则不得而知。蛇黄来源，一说"出岭南蛇腹中"，历代本草从之。倘若如此，应与牛黄同收兽部，不宜移至玉石部。现在认为，蛇黄又名蛇含石，即褐铁矿的结核，断面黄白色，有金属光泽，与自然铜相似。此文未见历代本草收载，尚待详审。

金蛇

今方书往往不见用。

【点评】现称脆蛇，为蛇蜥科动物脆蛇的全体。《开宝本草》收载，"解生金毒，人中金药毒"。古方伍用甚少，古今功用迥异。现以活血祛风、解毒消肿为用，治疗跌打损伤、大麻风、痈疽肿毒。但临床鲜用。

乌蛇

尾细长，能穿小铜钱一百文者佳。有身长一丈余者。蛇类中此蛇入药最多。尝于顺安军塘泺堤上，见一乌蛇长一丈余，有鼠狼咬蛇头，曳之而去，是亦相畏伏尔。市者多伪，以他蛇熏黑色货之，不可不察也。乌蛇脊高，世谓之剑脊乌梢。

【点评】又称乌梢蛇，为游蛇科动物乌梢蛇除去内脏的全体。《开宝本草》收载，"主诸风瘙瘾疹、疥癣、皮肤不仁、顽痹"。古方配伍本品，侧重治疗中风、急慢惊风、惊痫、风痹、风瘙瘾疹和疮疡，主治范围明显扩大。

白花蛇

诸蛇鼻向下，独此蛇鼻向上。背有方胜花纹，以此得名。用之去头尾，换酒浸三日，弃酒不用，火炙，仍尽去皮骨。此物毒甚，不可不防也。

【点评】又称蕲蛇，为蝰科动物尖吻蝮除去内脏的全体。《开宝本草》收载，"主中风、湿痹不仁、筋脉拘急、口面㖞斜、半身不遂、骨节疼痛、大风疥癞及暴风瘙痒、脚弱不能久立"。古方配伍本品，主治中风、大风癞病、疥癣、风瘙痒、惊风、破伤风、痫和风湿痹。大体继承了传统功用。白花蛇头、鼻也入药用。

蜈蚣

背光，黑绿色，足赤，腹下黄。有中其毒者，以乌鸡屎水稠调，涂咬处，效。大蒜涂之，亦效。复能治丹毒瘤，蜈蚣一条干者，白矾皂子大，雷丸一个，百步①二钱，秤，同为末，醋调涂之。又，畏蛞蝓，不敢过所行之路。触其身，则蜈蚣死，人故取以治蜈蚣毒。桑汁、白盐亦效。

【点评】《本经》首载，"主鬼疰、蛊毒，啖诸蛇虫鱼毒，杀鬼物老精、温疟，去三虫"。古方取用，主治急慢惊风、惊痫、破

---

① 百步：即百部。

伤风、诸痉、诸尸、蛊毒，并治痈疽恶疮、诸痔、诸瘘、大风癞病和虫蛇咬伤。

马陆

即今百节虫也。身如槎节，节有细蹙纹，起紫黑色，光润，百足。死则侧卧如环，长二三寸，尤者粗如小指。西京上阳宫及内城砖墙中甚多，入药至鲜。

【点评】为圆马陆科动物约安巨马陆或其他马陆类动物的全虫。又称百足、千足，味臭，鸟兽不食。三国魏·曹冏《六代论》有"百足之虫，至死不僵"之掌故，所谓"百足之虫"即马陆也。《本经》首载，"主腹中大坚癥，破积聚、息肉、恶疮、白秃"。古方很少伍用。

蠮螉 乌红

诸家所论备矣，然终不敢舍诗之意。尝析窠而视之，果有子如半粟米大，其色白而微黄。所负虫亦在其中，乃青菜虫，却在子下，不与虫相着。又非叶虫及草上青虫，应是诸虫皆可也。陶隐居所说近之矣。人取此房研细，醋调，涂蜂虿。

【点评】为蜾蠃科昆虫蜾蠃的全虫。《本经》首载，"主久聋、咳逆、毒气，出刺，出汗"。古今甚少入药。

雀瓮

多在棘枝上，故又名棘刚子。研其间虫汁，灌小儿，治惊痫。

【点评】为刺蛾科动物黄刺蛾的虫茧。《本经》首载，"主小儿惊痫，寒热，结气，蛊毒，鬼疰"。古方配伍本品，主治急慢惊风、惊痫、脐风撮口和惊疳。

鼠妇

此湿生虫也，多足，其色如蚓，背有横纹蹙起，大者长三四分。在处有之，砖甃①及下湿处多，用处绝少。

【点评】为鼠妇科动物平甲虫的干燥全体。《本经》首载，"主气癃、不得小便，妇人月闭、血瘕、痛痉、寒热，利水道"。古方伍用甚少，可见用于诸疰。所治其他病症少且十分单一，无规律可言。

萤

常在大暑前后飞出，是得大火之气而化，故如此明照也。今人用者少。《月令》虽曰"腐草所化"，然非阴湿处终无。

【点评】为萤科昆虫萤火虫的全虫。《本经》首载，以萤火相称，"主明目、小儿火疮，伤热气、蛊毒、鬼疰，通神精"。古方配伍本品，主要用于目昏暗、目青盲。

衣鱼

多在故书中，久不动帛中或有之，不若故纸中多也。身有厚粉，手搐之则落。亦咬毳衣，用处亦少。其形稍似鱼，其尾又分二歧，世用以灭瘢痕。

---

① 甃(zhòu 纣)：砖瓦砌的井壁。

【点评】为衣鱼科昆虫衣鱼的全虫。又称白鱼或衣中白鱼。长一厘米许，老旧线装书中可以得见。《本经》首载，"主妇人疝瘕、小便不利、小儿中风项强"。古方配伍本品，主要用于灭瘢痕，尚治中风、舌肿、目生翳膜、痫和小便难。现已很少使用。

白颈蚯蚓

自死者良，然亦应候而鸣。此物有毒，昔有病腹大，夜闻蚯蚓鸣于身，有人教用盐水浸之而愈。崇宁末年，陇州兵士暑月中在倅厅前，跣立厅下，为蚯蚓所中，遂不救。后数日，又有人被其毒，博识者教以先饮盐汤一杯，次以盐汤浸足，乃愈。今入药，当去土了微炙。若治肾脏风下疰病，不可阙也，仍须盐汤送。王荆公①所谓"藁壤太牢俱有味，可能蚯蚓独清廉"②者也。

【点评】又称蚯蚓、地龙。《本经》首载，"主蛇瘕，去三虫、伏尸、鬼疰、蛊毒，杀长虫"。古方伍用本品，主治风湿痹、中风瘫痪、痔疾、惊风、头痛、大风癞病、耳聋和诸疮。体现清热息风止痉、通经活络功能。后续补充平喘、利尿之用。

蝼蛄娄蛄姑

此虫当立夏后，至夜则鸣，《月令》谓之蝼蝈鸣者是矣。其声如蚯蚓，此乃是五伎而无一长者。

【点评】为蝼蛄科昆虫非洲蝼蛄和华北蝼蛄的全虫。其穴土而居，夜出求食，有扑灯趋光习性，故用灯光诱捕之。《本经》首

---

① 王荆公：北宋政治家、思想家、文学家、改革家王安石。字介甫，晚号半山，封荆国公，故世人又称王荆公。
② 藁壤太牢俱有味，可能蚯蚓独清廉：诗句出自王安石之《舒州被召试不赴偶书》。

载，"主产难，出肉中刺，溃痈肿，下哽噎，解毒，除恶疮"。古方配伍本品，用于箭镞金刃入肉、水肿、胞衣不出等病症。现今取其利水通淋、消肿解毒，主治水肿、小便不利、瘰疬、恶疮。

蜣螂

大小二种。一种大者为胡蜣螂，身黑光，腹翼下有小黄，子附母而飞行，昼不出，夜方飞出，至人家庭户中，见灯光则来。一种小者，身黑暗，昼方飞出，夜不出。今当用胡蜣螂。其小者研三十枚，以水灌牛马，治胀结绝佳。狐遇而必尽食之。

【点评】俗称屎壳郎，为金龟子科昆虫屎蚵螂的干燥全虫。栖息于牛粪堆和人粪便中，吸食动物尸体及粪便，故有屎壳郎、牛屎虫、推屎虫等形象称谓。《本经》首载，"主小儿惊痫、瘛疭、腹胀、寒热、大人癫疾、狂易"。古方配伍本品，主治惊痫、惊风、恶疮、箭镞金刃入肉、痔疾等。

斑猫

须糯米中炒，米黄为度。妊身人不可服，为能溃人肉。治淋药多用，极苦，人尤宜斟酌。下条芫青，其用与此不相远，故附于此。

【点评】即斑蝥，俗称放屁虫，有大毒，《本经》首载，"主寒热、鬼疰、蛊毒、鼠瘘、恶疮疽，蚀死肌，破石癃"。含本品古方主治诸瘰疬、诸瘘、疥癣、诸疝、月水不通、疔疮，亦治癥瘕。

马刀

京师谓之㸦岸，春夏人多食，然发风痰，性微冷。又顺安军界河中亦出蝛，大抵①与马刀相类，肉颇淡，人作鲊以寄邻左，又不能致远。亦发风。此等皆不可多食。今蛤粉，皆此等众蛤灰也。

【点评】为竹蛏科动物长竹蛏的贝壳。《本经》称其"主漏下赤白、寒热，破石淋，杀禽兽、贼鼠"。古方甚少伍用。

贝子

今谓之贝齿，亦如紫贝，但长寸余，故曰贝子。色微白，有深紫黑者，治目中瞖，烧用。北人用之毡帽上为饰及缀衣，或作䄃躞②下垂。

【点评】为宝贝科动物货贝或环纹货贝等的贝壳。《本经》以其"主目瞖、鬼疰、蛊毒、腹痛、下血、五癃，利水道"。实际应用时，含本品古方主要用于目生瞖膜，兼以治疗淋泌、疮肿和脚气缓弱。

甲香

善能管香烟，与沉、檀、龙、麝用之甚佳。

【点评】为蝾螺科动物蝾螺或其近缘动物的掩厣，即螺类介壳口圆片状的盖。《唐本草》增补，以其"主心腹满痛、气急，止

---

① 抵：原作"底"，据《证类》改。
② 䄃躞(dié xiè 叠泄)：佩带上的饰物名。

痢，下淋"。《本草图经》云：以其"杂众香烧之，使溢芳，独烧则臭"。故古方"诸香""诸煎"多有甲香与沉香、零陵香、丁香、青木香、郁金香、枫香、熏陆香等合而为用者，如《海上方》中的熏衣香方。含甲香古方治疗具体病症则甚少。现今用来治疗脘腹痛、痢疾、痔瘘和疥癣。

蝎

大人小儿通用，治小儿惊风不可阙也。有用全者，有只用梢者，梢力尤功。今青州山中石下捕得，慢火逼，或烈日中晒。蝎渴热时，乃与青泥食之，既满，复以火逼杀之，故其色多赤，欲其体重而售之故也。医家用之皆悉去土。如虿①人还能禁止之，自尝被其毒，兄长禁而止，及令，故蜇终不痛。翰林禁科具矣。

【点评】即全蝎。《开宝本草》收载，"疗诸风瘾疹，及中风半身不遂，口眼㖞斜，语涩，手中抽掣"。古方用之，主治急慢惊风、诸痫、中风、偏瘫，尚可用于诸疝、风湿痹、头风、疥癣等。

五灵脂

行经血有功，不能生血。尝有人病眼中翳，往来不定，如此乃是血所病也。盖心生血，肝藏血，肝受血而能视。目病不治血，为背理。此物入肝最速。一法：五灵脂二两，没药一两，乳香半两，川乌头一两半，炮去皮，同为末，滴水丸如弹子大。每用一丸，生姜温酒磨服，治风冷气血闭，手足身体疼痛冷麻。又有人被毒蛇所伤，良久之间已昏困。有老僧以酒调药二钱，灌之，遂苏。及以药滓涂咬处，

---

① 虿(chài瘥)：毒虫。

良久，复灌二钱，其苦皆去。问之，乃五灵脂一两，雄黄半两，同为末，止此耳。后有中毒者，用之无不验。此药虽不甚贵，然亦多有伪者。

【点评】为鼯鼠科动物复齿鼯鼠之干燥粪便。《开宝本草》收载，"疗心腹冷气、小儿五疳，辟疫，治肠风，通利气脉、女子月闭"。古方配伍本品，主治中风瘫痪、积聚、风湿痹和惊风，并用于疟疾、呕吐、接骨、痈疽疮疡和虫蛇咬伤。现今妇人月水不调、痛经、产后瘀滞腹痛多取用之。

本草衍义卷之十八

豆蔻

草豆蔻也，气味极辛，微香。此是对肉豆蔻而名之。若作果，则味不和。不知前人之意，编入果部有何意义？性温而调散冷气，力甚速。花性热，淹置京师，然味不甚美，微苦。必为能消酒毒，故为果。花干则色淡紫。

【点评】草豆蔻为姜科多年生丛生草本植物，《证类》列为果部，显然不妥，故寇氏对此提出质疑。本品《别录》所增，"主温中、心腹痛、呕吐，去口臭气"。其功在中焦脾胃，含本品古方，凡脾气虚、脾胃虚冷所见呕吐、脘腹痞满、泄泻、不能饮食、宿食、心腹痛皆可治之。

葡萄

先朝，西夏持师子来献，使人兼赍①葡萄遗州郡，比中国者皆相似。最难干，不干不可收，仍酸渐不可食。李白所谓"胡人岁献葡萄酒"②者是此。疮疱不出，食之尽出。多食皆昏人眼。波斯国所出，大者如鸡卵。

---

① 赍(jī机)：送也。
② 胡人岁献葡萄酒：诗句本出自唐代天宝末年进士鲍防《杂感》中，吟诵胡人献贡盛况。非李白诗作。

【点评】《本经》首载，"主筋骨湿痹，益气倍力，强志。令人肥健，耐忍风寒"，并云"可作酒"。"唐本注"曰："葡萄作酒法，总收取子汁酿之，自成酒"。足见葡萄酒酿制历史之悠久。古时葡萄药用甚少，其枝、藤叶、根偶见入药。

蓬蘽

非覆盆也，自别是一种，虽枯败而枝梗不散。今人不见用此。即贾山策中所言者是此。

【点评】为蔷薇科植物灰白毛莓的果实。《本经》首载，"主安五脏，益精气，长阴令坚，强志倍力，有子"。古方未见伍用。现今以其补肝肾，缩小便。用于多尿，头目眩晕。

覆盆子

长条，四五月红熟。秦州甚多，永兴、华州亦有。及时，山中人采来卖，其味酸甘，外如荔枝，樱桃许大，软红可爱。失采则就枝生蛆。益肾脏，缩小便，服之当覆其溺器，如此取名。食之多热。收时，五六分熟便可采。烈日曝，仍须薄绵蒙之。今人取汁作煎为果，仍少加蜜，或熬为稀汤，点服，治肺虚寒。采时着水则不堪煎。

【点评】为蔷薇科植物掌叶覆盆子的果实。早期主流本草多认为覆盆子与蓬蘽同物异名，陈士良《食性本草》始作区别，称"蓬蘽似蚕莓，大；覆盆小，其苗各别"。其后《本草蒙筌》《纲目》等均有甄别。本品《别录》始载，以其"益气轻身，令发不白"，并未针对具体病症。古方配伍本品，仍以补益诸虚为主，包括补虚益气、益血、轻身延年、明耳目，而用于肾虚所见之骨痿、羸瘦、阳痿、遗精、小便利多、须发早白者，占较大比重。此外，则用于内障眼和目昏暗。

大枣

今先青州，次晋州，此二等可晒曝入药，益脾胃为佳。余止可充食用。又，御枣甘美轻脆，后众枣熟，以其甘，故多生虫。今人所谓扑落酥者是。又有牙枣，先众枣熟，亦甘美，但微酸，尖长。此二等只堪啖，不堪收曝。今人将干枣去核，于铛锅中微火缓逼干为末，量多少，入生姜末为汤，点服，调和胃气。又，将煮枣肉和治脾胃丸药尤佳。又①青州枣去皮核，焙干为枣圈，达都下，为奇果。

【点评】古以山东（青州）、山西（晋州）所产大枣为胜。《本经》首载，称其"主心腹邪气，安中养脾，助十二经。平胃气，通九窍，补少气、少津液、身中不足、大惊，四肢重，和百药"。古方伍用，主治伤寒、咳嗽、疟疾、心虚惊悸、脾胃俱虚，尚可治疗虚劳、下痢。

鸡头实

今天下皆有之。河北沿溏泺居人采得，揎去皮，捣仁为粉，蒸渫作饼，可以代粮。食多，不益脾胃气，兼难消化。

【点评】即芡实，为睡莲科植物芡的种仁。《本经》首载，"主湿痹、腰脊膝痛，补中，除暴疾，益精气，强志，令耳目聪明。"古方配伍之，常作食治之品，或治疗遗精、白浊和小便利多。以其甘涩，后世又用于带下和泄泻。

---

① 又：原作"人"，据《证类》、商本、颜本改。

藕实

就蓬中干者为石莲子，取其肉于砂盆中干，擦去浮上赤色，留青心，为末，少入龙脑为汤点，宁心志，清神。然亦有粉红千叶、白千叶者，皆不实。如此是有四等也。其根惟白莲为佳。今禁中又生碧莲，亦一瑞也。

【点评】即莲子，为睡莲科植物莲的成熟种子，原植物为荷花。《本经》首载，"主补中，养神，益气力"。古方配伍本品，常作食治之用，或治疗遗精、阳痿、白浊、小便利多、烦渴，脾胃虚弱所见泄泻、带下，以及惊悸不眠。莲子和芡实功用大同小异。

芰

今世俗谓之菱角，所在有。煮熟取仁食之，代粮，不益脾。又有水菱，亦芰也，但大而脆，可生食。和合治疗，未闻其用。有人食生芰多，则利及难化，是亦性冷。

栗

欲干莫如曝，欲生收莫如润。沙中藏至春末夏初，尚如初收摘。小儿不可多食。生者难化，熟即滞气、隔食、生虫，往往致小儿病，人亦不知。所谓补肾气者，以其味咸，又滞其气尔。湖北路有一种栗，顶圆末尖，谓之旋栗。《图经》引《诗》言：莘①音榛，栗者，谓其象形也。

---

① 莘：《证类》、柯本同；商本作"亲"。

【点评】又称板栗，《别录》收录，以其"主益气，厚肠胃，补肾气，令人耐饥"。功在补益，为食养之品。《圣济总录》独栗丸以栗子肉治腰脚沉重，属本品治病之罕见者。

樱桃

孟诜以为樱非桃类。然非桃类，盖其以形肖桃，故曰樱桃，又何疑焉？谓如木猴梨、胡桃之类，亦取其形相似尔。古谓之含桃，可荐宗庙。《礼》云"先荐寝庙"者是此。唐王维诗云："才是寝园春荐后，非干御苑鸟衔残"。小儿食之，才过多，无不作热。此果在三月末四月初间熟，得正阳之气，先诸果熟，性故热。今西洛一种紫樱，至熟时正紫色，皮里间有细碎黄点，此最珍也。今亦上供朝廷，药中不甚须。

【点评】樱桃甘酸，《别录》以其"调中益脾气，令人好颜色"。古今方家少见配伍，仅有个案以皮、叶和根入药者。

橘　柚

自是两种，故曰一名橘皮，是元无柚字也。岂有两等之物，而治疗无一字别者，即知柚字为误。后人不深求其意，为柚字所惑，妄生分别，亦以过矣。且青橘与黄橘，治疗尚别，矧柚为别种也。郭璞云："柚似橙而大于橘"，此即是识橘柚者也。今若不如此言之，恐后世亦以柚皮为橘皮，是贻无穷之患矣。去古既远，后之贤者，亦可以意逆之耳。橘惟用皮与核。皮，天下甚所须也。仍汤浸去穰。余如《经》与"注"。核、皮二者须自收为佳。有人患气嗽将期①，或教以橘皮、生姜焙干、神曲等分为末，丸桐子大，

---

① 期（jī机）：周年。

食后、夜卧，米饮服三五十丸。兼旧患膀胱，缘服此偕愈。然亦取其陈皮入药，此六陈中一陈也。肾痓腰痛、膀胱气痛，微炒核，去壳为末，酒调服，愈。

【点评】《本经》以橘柚之名首载。实为两种果树成熟果实的果皮，即橘皮（又称陈皮）和柚皮。自《本经》以"主胸中瘕热、逆气，利水谷"作为两者统一功用，《本草经集注》《唐本草》《药性论》《衍义》等相继展开讨论与分辨。古方配伍陈皮甚众，主要用于脾胃虚弱、脾胃虚冷、脾胃不和所见的呕吐、痞满、泄痢、不思饮食，以及咳嗽、水肿、积聚、痰饮等，而柚皮则很少入药。

关于六陈，寇氏在发髲条下也曾提到。考其来源，《本草经集注》序例残卷"右合药分剂料理治法"率先指出："凡狼毒、枳实、橘皮、半夏、麻黄、吴茱萸皆欲得陈久者良，其余须精新也"，可知六陈最晚问世本书。至今人们仍然遵循这一约定。但所谓陈久，究竟以多长时间为度？存储时间过长，气味散失，药效能否保证？都值得商榷。

乳柑子

今人多作橘皮售于人，不可不择也。柑皮不甚苦，橘皮极苦，至熟亦苦。若以皮紧慢分别，橘与柑又缘方宜各不同，亦互有紧慢者。脾肾冷人食其肉，多致脏寒或泄痢。

【点评】又称柑子。《开宝本草》收载，"主利肠胃中热毒，解丹石，止暴渴，利小便"。未见柑子入药，却有少许古方配伍柑子皮和柑皮治疗咳逆、牙痛、咽喉肿痛，解酒毒等。

橙子皮

今人止以为果，或取皮合汤待宾，未见入药。宿酒未醒①，食之速醒。

【点评】为芸香科植物香橙的果实，《开宝本草》收载，能"散肠胃恶气，消食，去胃中浮风气"。古方配伍本品者廖廖，可见《百一选方》橙汤(橙子皮、山药、食盐、甘草、白梅)用于食养；《普济方》橙子皮汤(橙子皮、青盐)用于胃中风。

梅实

食梅则津液泄，水生木也。津液泄，故伤齿。肾属水，外为齿，故也。王叔和曰：膀胱、肾合为津腑②。此语虽鄙，然理存焉。燻之为乌梅，曝干藏密器中为白梅。

【点评】即乌梅。《本经》首载，"主下气，除热烦满，安心，肢体痛，偏枯不仁，死肌，去青黑痣、恶疾"。古方配伍乌梅，主治赤白痢、泄泻、诸疟、咳嗽，并用于消渴、肠风下血、中暑。张仲景乌梅丸则用于蛔厥。所用与本草功用偏离较大。

枇杷叶

江东西、湖南北、二川皆有之。以其形如琵琶，故名之。治肺热嗽有功。花白，最先春也。子大如弹丸，四五月熟，色若黄杏，微有

---

① 醒：原作"醒"，柯本同，据《证类》、商本改。
② 腑：诸本均作"庆"，唯柯本作"府"。按王叔和《脉经》卷三肾膀胱部第五称："肾象水，与膀胱合为腑"改。"府"通"腑"，据改。

毛，肉薄，性亦平，与叶不同。有妇人患肺热久嗽，身如炙，肌瘦，将成肺痨，以枇杷叶、木通、款冬花、紫菀、杏仁、桑白皮各等分，大黄减半，各如常制，治讫，同为末，蜜丸如樱桃大。食后、夜卧各含化一丸，未终剂而愈。

【点评】《别录》收录，"主卒哕不止，下气"。古方配伍本品，以降肺胃之气为用，主治呕吐、咳嗽、痰饮，并治噎膈、烦热口渴。

柿

有着盖柿，于蒂下别生一重。又牛心柿，如牛之心。蒸饼柿，如今之市买蒸饼。华州有一等朱柿，比诸品中最小，深红色。又一种塔柿，亦大于诸柿。性皆凉，不至大寒，食之引痰，极甘，故如是。去皮，挂大木株上，使风日中自干，食之多动风。火干者味不佳。生则涩，以温水养之，需涩去可食。逮至自然红烂，涩亦自去，干则性平。

【点评】《别录》收录，"主通鼻耳气、肠澼不足"。仅有极少古方配伍本品，如《世医得效方》神效散治喘嗽，《御药院方》乌髭三圣膏用于乌髭发。所治与本草功用大不相同。

木瓜

得木之正，故入筋。以铅霜涂之，则失醋味。受金之制，故如是。今人多取西京大木瓜为佳，其味和美。至熟止青白色，入药绝有功。胜、宣州者味淡。此物入肝，故益筋与血。病腰肾脚膝无力，此物不可阙也。

【点评】《别录》以木瓜实收录，"主湿痹、邪气、霍乱大吐下、转筋不止"。古方伍用之，主治脚气、霍乱，亦用于中湿、中暑、吐利。

甘蔗

今川、广、湖南北、二浙、江东西皆有。自八九月已堪食，收致三四月，方酸坏。石蜜、沙糖、糖霜皆自此出，唯川浙者为胜。

【点评】《别录》收录，"主下气和中，助脾气，利大肠"。古方伍用甚少，主治疮肿，而治疗消渴、热淋和目赤痛则属个案。

石蜜

川浙最佳，其味厚，其他次之，煎炼成以铟象物，达京都。至夏月及久阴雨，多自消化。土人先以竹叶及纸裹，外用石灰埋之，仍不得见风，遂免。今人谓乳糖。其作饼黄白色者，今人又谓之捻糖，易消化，入药至少。

【点评】《本经》已有石蜜，《别录》不应重名而立此条。《别录》明确此石蜜即乳糖也，是"煎炼沙糖为之"。陶弘景再度明确："用牛乳汁和沙糖煎之"。故与蜂酿石蜜截然不同。《别录》称其"主心腹热胀，口干渴，性冷利"。古方配伍乳糖甚少，可见《普济方》麦门冬汤治乳痈、《圣济总录》黑豆汤疗目赤痛、《御药院方》荔枝膏治诸疟、《杨子建护命方》疗口疮。

沙糖

又次石蜜，蔗汁清，故费煎炼。致紫黑色，治心肺大肠热，兼啖驼马。今医家治暴热，多以此物为先导。小儿多食则损齿，土制水也。及生蛲虫，裸虫属土，故因甘遂生。

芋

所在有之，江浙、二川者最大而长。京、洛者，差圆小。而唯东西京者佳，他处味不及也。当心出苗者为芋头，四边附芋头而生者为芋子。八九月已后可食。至时掘出，置十数日，却以好土匀埋，至春犹好。生则辛而涩，多食滞气困脾。唐杜甫诗曰：园收芋栗不全贫[①]者是此。以梗擦蜂螫处，愈。

【点评】即芋头，为天南星科植物芋的块茎。《别录》收录，"主宽肠，充肌肤，滑中"，未言主治具体病症。古方之中，未见芋头入药者，但见芋叶用于蜂螫、蛇伤和痈疡。

乌芋

今人谓之葧脐，皮厚、色黑、肉硬白者，谓之猪葧脐。皮薄泽、色淡紫、肉软者，谓之羊葧脐。正二月人采食之。此二等，药罕用。荒岁，人多采以充粮。

【点评】即荸荠，为莎草科植物荸荠的球茎。《别录》称其"微寒""主消渴、痹热，温中益气"，而性微寒与温中益气自有乖违。古方配伍本品，数量少而主治分散，或解诸毒，或产后恶血冲心，个别有治疗喉痹、沙石淋者。

荔枝

药品中今未见用，唯崔元亮方中收之。果实中为上品，多食亦令

---

① 园收芋栗不全贫：诗句出自杜甫《南邻》七言律诗的颔联。

人发虚热。此物喜双，实尤可爱。本朝有蔡君谟《荔枝谱》，其说甚详。唐杜牧诗云：一骑红尘妃子笑，无人知是荔枝来①。此是川蜀荔枝，亦可生置之长安也。以核慢火烧存性，为末，新酒调一枚末服，治心痛及小肠气。

【点评】《开宝本草》以荔枝子收载，以其"止渴，益人颜色"。古代荔枝肉、壳、核、根皮和花皆入药，方家伍用并不多。如含荔枝方，仅个案治疗头痛、消渴、疔疮和牙痛；其壳配伍用于赤白痢；根皮和花则合用治疗喉痹者；荔枝核伍用略多，主治诸疝和血气心腹疼痛。

杏核仁

犬伤人，量所伤大小，烂嚼沃破处，以帛系定，至差无苦，又汤去皮，研一升，以水一升半，翻复绞取稠汁，入生蜜四两，甘草一茎约一钱，银石器中，慢火熬成稀膏，瓷器盛。食后、夜卧，入少酥，沸汤点一匙匕服，治肺燥喘热，大肠秘，润泽五脏。如无上证，更入盐点尤佳。

【点评】《本经》首载，"主咳逆上气、雷鸣、喉痹，下气、产乳、金疮、寒心、贲豚"。古方配伍本品甚众，主治咳嗽、喘嗽，尚用于中风、疮疡、水肿、目赤痛、面䵟疱、便秘等。

杏实

《本经》别无治疗，《日华子》言：多食伤神。有数种皆热，小儿尤不可食，多致疮痈及上膈热。晒②蓄为干果，其深赭色，核大而扁

---

① 一骑红尘妃子笑，无人知是荔枝来：诗出杜牧《过华清宫》绝句三首的第一首。
② 晒：《证类》作"煞"。

者，为金杏。此等须接①，其他皆不逮也。如山杏辈，只可收仁。又有白杏，至熟色青白或微黄，其味甘淡而不酸。

【点评】《别录》收录，仅称"味酸，不可多食，伤筋骨"，也不言治疗。《滇南本草》取其"止渴定喘，解瘟疫"。古今方家未见伍用。

桃核仁

桃品亦多，京畿有白②桃，光，小于众桃，不益脾。有赤点斑而光如涂油。山中一种，正是《月令》中桃始华者，但花多子少，不堪啖，惟堪取仁。《唐文选》谓"山桃发红萼"③者是矣。又，太原有金桃，色深黄。西京有昆仑桃，肉深紫红色。此二种尤甘。又饼子桃，如今之香饼子，如此数种入药，惟以山中自生者为正。盖取走泄为用，不取肥好者。如伤寒八、九日间，发热如狂不解，小腹满痛，有瘀血，用桃仁三十个，汤去皮尖，麸炒赤色，别研，虻虫三十枚，去翅，水蛭二十枚，各炒，川大黄一两，同为末，再与桃仁同捣，令匀，炼蜜丸如小豆大，每服二十丸，桃仁汤下，利下瘀血恶物，便愈。未利，再服。

【点评】《本经》首载，桃仁"主瘀血、血闭、瘕瘕、邪气，杀小虫"，桃花"杀疰、恶鬼，令人好颜色"，桃枭（经冬不落的干桃子）"杀百鬼精物"，桃毛"下血瘕、寒热、积聚、无子"，桃蠹（食桃树的蠹虫）"杀鬼邪恶不详"。配伍在古方中，桃仁主治月水不通、月水不调、月水来腹痛、产后恶露不下、瘕瘕和积聚，尚治疟疾、诸疝、虚劳、心腹胀满、打扑伤损和便秘。桃花作面

---

① 接：稼接。
② 白：《证类》作"油"。
③ 山桃发红萼：出自南朝宋谢灵运《酬从弟惠连》诗："山桃发红萼，野蕨渐紫苞"。

膏，泽面，祛面䵟䵳、面粉渣而驻颜色，也用于便秘、白秃。

狝猴桃

今永兴军南山甚多，食之解实热，过多则令人脏寒泄。十月烂熟，色淡绿，生则极酸。子繁细，其色如芥子。枝条柔弱，高二三丈，多附木而生。浅山傍道则有存者，深山则多为猴所食。

胡桃

胡桃发风。陕洛之间甚多。外有青皮包之，胡桃乃核也。核中穰为胡桃肉。虽①如此说，用时，须以汤剥去肉上薄皮。过夏至则不堪食。有人患酒齄②风，鼻上赤，将橘子核微炒为末，每用一钱匕，研胡桃肉一个，同以温酒调服，以知为度。

【点评】即核桃仁。为胡桃科植物胡桃的种仁。《开宝本草》收载，"食之令人肥健，润肌，黑发"。本品古方多有伍用，主治肾虚所见腰脚疼痛、须发早白、阳痿、遗精，尚用于咳嗽、诸痔、肠风下血等。

李核仁

其棵大者高及丈，今医家少用。实合浆水食，令人霍乱，涩气而然。今畿内小窑镇一种最佳，堪入贡。又有御李子，如樱桃许大，红黄色，先诸李熟。此李品甚多，然天下皆有之。所以比贤士大夫盛德及天下者，如桃李无处不芬芳也。别本注云："有野李，味苦，名郁

---

① 虽：原作"须"，据柯本、商本、颜本改。
② 齄：原作"楂"，商本作"瘥"，均为假借字；颜本作"齇"，齇同"齄"。

李子，核仁入药。"此自是郁李仁，别是一种，在木部第十四卷，非野李也。

【点评】《别录》收录，仁"主僵仆，蹉瘀血，骨痛"，根皮"主消渴，止心烦逆，奔气"，实"除痼热，调中"。古方用之甚少，仅见《千金方》芒消汤、《太平惠圣方》杜仲汤配伍本品治疗乳石发动。

梨

多食则动脾，少则不及病。用梨之意，须当斟酌。惟病酒烦渴人，食之甚佳，终不能却疾。

菴罗果

西洛甚多，亦梨之类也，其状亦梨，先诸梨熟，七夕前后已堪啖。色黄如鹅梨，才熟便松软，入药绝稀用。

【点评】即杧果，为漆树科植物杧果的果实。《开宝本草》曰："食之止渴。动风气，天行病后及饱食后俱不可食之"。古今很少入药。

安石榴

有酸淡两种。旋开单叶花，旋结实，实中子红。孙枝甚多。秋后经雨则自坼裂。道家谓之三尸酒，云三尸得此果则醉。河阴县最多。又有一种，子白莹澈如水晶者，味亦甘，谓之水晶石榴。惟酸石榴皮合断下药，仍须老木所结及收之陈久者佳。微炙为末，以烧粟米饭为丸，梧桐子大，食前热米饮下三十至五十丸，以知为度。如寒滑，加附子、赤石脂各一倍。

【点评】《别录》收录，"主咽燥渴，损人肺，不可多食酸。实壳疗下痢，止漏精。东行根疗蛔虫、寸白"。古方配伍石榴，主疗消渴；配石榴壳，《普济方》一字散治惊风；配石榴根驱杀诸虫，治须发早白、泄痢、中风和痔疾。此外，石榴叶、石榴枝、石榴瓤、石榴皮、石榴花亦入药用。

橄榄

味涩，食久则甘。嚼汁咽，治鱼鲠。

【点评】《开宝本草》收载，"主消酒，疗鲩鲌毒人""核中仁研敷唇吻燥痛"。橄榄核古方配伍之，解食肉中毒、果菜中毒，并疗唇紧、骨鲠。

榅桲

食之须净去上浮毛，不尔，损人肺。花亦香，白色。诸果中惟此多生虫，少有不蛀者。《图经》言："欲卧，啖一两枚而寝"，如此，恐太多痞塞胃脘。

【点评】为蔷薇科植物榅桲的果实。《开宝本草》收载，"主温中下气，消食，除心间醋水，去臭辟衣鱼"。古今方家很少伍用。

本草衍义卷之十九

白瓜子

实，冬瓜仁也，服食中亦稀用。

【点评】为葫芦科植物冬瓜的种子，又称冬瓜子。《本经》首载，称其"令人悦泽，好颜色，益气不饥"。古方用来配制面膏、澡豆，以泽面、治面野黯，以及面皯疱、腋臭和鼻疱酒齇，还用于慢脾风、淋沥和小便不通。

白冬瓜

一二斗许大，冬月收为菜，压去汁，蜜煎代果。患发背及一切痈疽，削一大块，置疮上，热则易之，分败①热毒气甚良。

瓜蒂

此即甜瓜蒂也，去瓜皮，用蒂，约半寸许，曝极干，不限多少为细末。量疾，每用一二钱匕，腻粉一钱匕，以水半合同调匀，灌之，治风涎暴作、气塞倒卧。服之良久，涎自出。或觉有涎，用诸药行化不下，但如此服，涎即出。或服药良久涎未出，含沙糖一块，下咽，

---

① 败：《证类》作"散"。

即涎出。此物甚不损人，全胜石碌、硇砂辈。

【点评】《本经》首载，"主大水，身面四肢浮肿，下水，杀蛊毒、咳逆上气，及食诸果病在腹中，皆吐下之"。古方配伍本品，主治疟疾、黄疸，并治鼻齆、风头痛、惊风、中风、诸症。仅见《肘后备急方》人参散(人参、瓜蒂、杜蘅)用于喘嗽；《太平圣惠方》水银葶苈丸(葶苈子、水银粉、椒目、瓜蒂等)用于水肿。

甜瓜

暑月服之，永不中暑气。多食未有不下痢者。贫下多食，至深秋作痢为难治，为其消损阳气故也。亦可以如白冬瓜煎渍收。

冬葵子

葵菜子也，四方皆有。苗性滑利，不益人。患痈疖，毒热内攻未出脓者，水吞三五枚，遂作窍脓出。

【点评】为锦葵科植物冬葵的种子。《本经》首载，"主五脏六腑寒热、羸瘦、五癃，利小便"。古方零星配伍本品，散见治疗小便不通、小肠虚、心劳、痿疟、面皯疱、便痈和金刃所伤。

蜀葵

四时取红单叶者根，阴干，治带下，排脓血恶物，极验。

【点评】为锦葵科植物蜀葵的根。《嘉祐本草》补入，根及茎"并主客热、利小便，散脓血恶汁"；叶"烧为末，敷金疮，煮食主丹石发热结，捣碎敷火疮。又，叶炙煮，与小儿食，治热毒下痫及大人丹痫”；花“治小儿风疹”；子“治淋涩，通小肠，催生落胎，疗水肿，治一切疮疥，并瘢疵”，一药数用。但古方配伍并不多见，配伍其根，可见用于毒肿，其花用于蝎螫，蜀葵子则主治诸淋和堕胎。

黄蜀葵花

与蜀葵别种，非为蜀葵中黄者也。叶心下有紫檀色。摘之，剔为数处，就日干之。不尔，即浥烂。疮家为要药。子，临产时取四十九粒，研烂，用温水调服，良久，产。

【点评】为锦葵科植物黄蜀葵的花朵。《嘉祐本草》补入，花“治小便淋，及催生。又主诸恶疮脓水久不差者”。古方配伍其花，主治恶疮、痈疽，亦治沙石淋，瘰疬、痔漏、鼻血和吐血。伍用其子，用于催产和诸肿。叶虽称疮家要药，但入方中甚少。

苋实

入药亦稀，苗又谓之人苋，人多食之。茎高而叶红黄二色者，谓之红人苋，可淹菜用。

【点评】为苋科植物苋的种子。《本经》首载，“主青盲明目，除邪，利大小便，去寒热”。入古方为用较少，可见《普济方》酸浆实丸、仙乳丸配伍本品治疗三焦实热。

苦菜

四方皆有，在北道则冬方凋毙，生南方则冬夏常青。此《月令》

小满节后，所谓苦菜秀者是此。叶如苦苣更狭，其绿色差淡，折之白乳汁出，常常点瘊子，自落。味苦，花与野菊相似，春、夏、秋皆旋开花。去中热，安心神。

【点评】为菊科植物苦苣菜的全草。《本经》首载，"主五脏邪气，厌谷，胃痹"。古方未见伍用。

莴苣

今菜中惟此自初生便堪生啖，四方皆有。多食昏人眼，蛇亦畏之。虫入耳，以汁滴耳中，虫出。诸虫不敢食其叶。以其心置耳中，留虫出路，虫亦出。有人自长立，禁此一物不敢食，至今①目不昏。苦苣，捣汁，傅疔疮殊验。青苗阴干，以备冬月，为末，水调傅。

【点评】莴苣又称莴笋，是菊科植物莴苣的茎、叶。《本草拾遗》以其"利五脏，通经脉，开胸膈"。古方配伍莴苣，主要用于产后无乳汁、跌打损伤、疮肿、虫蛇咬伤。苦苣为菊科植物兔仔菜的全草。《嘉祐本草》称其能"除面目及舌下黄，强力不睡；折取茎中白汁，敷疔疮出根；又取汁滴痈上立溃；碎茎叶敷蛇咬。生食之，调十二经脉，利五脏，霍乱后胃气逆烦"。古方伍用苦苣较少，偶见用于痈疮和蛇伤。莴苣、苦苣和苦菜三者均属菊科植物，因属不同，功用各有异同。

芜菁　芦菔

二菜也。芦菔，即萝卜也。芜菁，今世俗谓之蔓菁。夏则枯。当

---

① 今：柯本、商本均作"老"。

此之时，蔬圃中复种之，谓之鸡毛菜。食心，正在春时。诸菜之中，有益无损，于世有功。采撷之余，收子为油。根，过食动气。河东太原所出极大，他处不及也。又出吐谷浑。后于莱菔条中。《尔雅·释草[①]》但名"芦菔，今谓之萝卜是也"[②]。则芜菁条中，不合更言及芦菔二字，显见重复。从《尔雅》为正。

【点评】《别录》将芜菁与芦菔同条。前者为十字花科植物芜菁的块根及叶，后者为十字花科植物莱菔的新鲜根。两者同科不同属。《别录》称芜菁"主利五脏，轻身益气"，其子"主明目"。古方配伍芜菁根用于疔疮、毒肿；以芜菁子或制面膏用于泽面、面䵟䵴，或治目昏暗、风瘙瘾疹。

莱菔根

即前条所谓芦菔，今人止谓之萝卜。河北甚多，登、莱亦好。服地黄、何首乌人食之，则令人髭发白。世皆言：草木中惟此下气速者，为其辛也。不然，如生姜、芥子又辛也，何止能散而已。莱菔辛而又甘，故能散缓而又下气速也。散气用生姜，下气用莱菔。

【点评】即萝卜。或许认为与芜菁有别，《唐本草》另立条次，以莱菔根"大下气消谷，去痰癖，肥健人。生捣汁服，主消渴"。民间皆知其"下气消谷"之功，"凡人饮食过度，生嚼咽之便消"（《四声本草》），爰致古方罕见伍用。另见《肘后备急方》马鞭草散（马鞭草根、莱菔根）用于阴肿痛。

---

① 草：原脱，据《尔雅》补。
② 芦菔，今谓之萝卜是也：出自宋代邢昺对《尔雅·释草》"葵，芦萉"所作疏文，称"紫花菘也。俗呼温菘，似芜菁，大根。一名葵，俗呼雹葵。一名芦菔，今谓之萝卜是也。"是知非《尔雅·释草》原文。

菘菜

张仲景《伤寒论》："凡用甘草皆禁菘菜"者，是此菘菜也。叶如芜菁，绿色差淡。其味微苦，叶嫩稍阔。不益中虚人，食之觉冷。

【点评】即白菜，为十字花科植物青菜的幼株。《别录》收录，"主通利肠胃，除胸中烦，解酒渴"。配伍在古方中，用于丹毒，解酒毒、诸毒，另治消渴、胃实热和烦热。其子、花和根亦入药用。

芥

似芜菁，叶上纹皱起，色尤深绿为异。子与苗皆辛，子尤甚。多食动风。一品紫芥与此无异，紫色可爱，人多食之，然亦动风。又，白芥子比诸芥稍大，其色白，入药用。

【点评】即芥菜。为十字花科植物芥菜的嫩茎叶。《别录》以"主除肾邪气，利九窍，明耳目，安中。久食温中"收录。芥菜方家少用，古方配伍芥子，用于跌打损伤、痈疮、痹痛、喉痹和咳喘。

苜蓿

唐李白诗云："天马常衔苜蓿花"①，是此。陕西甚多，饲牛马，嫩时人兼食之。微甘淡，不可多食，利大小肠。有宿根，刈讫又生。

---

① 天马常衔苜蓿花：诗句实出唐代鲍防《杂感》。

【点评】《别录》收录，"主安中，利人，可久食"。"唐本注"补充："苜蓿茎叶平、根寒，主热病烦满、目黄赤、小便黄、酒疸"。古代方家少用，仅见配伍治疗酒疸、黄疸、头风白屑、热病便秘者。

蓼实

即《神农本经》第十一卷①中水蓼之子也。彼言蓼，则用茎。此言实，即用子。故此复论子之功，故分为二条。春初，以葫芦盛水浸湿，高挂于火上，昼夜使暖，遂生红芽，取以为蔬，以备五辛盘②。又一种水红，与此相类，但苗茎高及丈。取子微炒，碾为细末，薄酒调二三钱服，治瘰疬。久则效，效则已。

【点评】为蓼科植物水蓼的果实。与《证类》卷十一《唐本草》增补水蓼属同一植物。亦即，苏敬忽视水蓼业已收入《本经》草部下品，遂于菜部中品另立蓼实。寇氏辩曰："彼言蓼，则用茎。此言实，即用子。故此复论子之功，故分为二条"。然而如此草菜不辨，中下品不分，易致疑混。蓼实《本经》首载，"主明目，温中，耐风寒，下水气，面目浮肿，痈疡"。古方配伍本品，主治霍乱、目昏暗。他用皆属个案，如疗风瘙瘾疹、皴裂和诸虫伤。

---

① 《神农本经》第十一卷：关于《本经》卷数，《证类》引陶弘景序中指出："今之所存，有此四卷，是其《本经》"。《嘉祐本草》按："唐本亦做四卷，韩保升又云：神农本草上中下并序录合四卷，今按四字当作三，传写之误也。何则？按梁《七录》云：神农本草三卷。又据今《本经》陶序援朱书云：本草经卷上、卷中、卷下……今当从三卷为正。"后陶弘景编撰《本草经集注》增为七卷，综合判断，"《神农本经》第十一卷"显系有误。应为"《证类》第十一卷"。

② 五辛盘：亦称"春盘"，是古人在立春之日以蔬菜、水果、饼饵盛于盘中馈赠亲友的习俗。晋代《风土记》有"元日造五辛盘"记载，五辛即蒜、小蒜、韭菜、芸薹、胡荽是也，以宣发五脏气。吃"五辛"，迎新春，取"辛"与"新"之谐音。

葱实

葱，初生名葱针，至夏则有花。于秋月植，作高沟垅，旋壅起，以备冬用，曰冬葱，其实一也。又有龙角葱，每茎上出歧如角。皮赤者名楼葱，可煎汤渫下部。子皆辛，黑色，有皱纹，作三瓣。此物大抵以发散为功，多食昏人神。

【点评】《本经》首载，葱实"主明目，补中不足"，茎"主伤寒、寒热、出汗，中风，面目肿"。古方较少伍用，所见合用诸方均单一治疗目昏暗、虫蚀牙齿、风头痛、肾气、眼痛和痔疾。与本草功用互有异同。此外，葱叶、葱头、葱根、葱心黄、葱汁和葱涕亦入药用。

薤

叶如金灯叶，差狭而更光，故古人言薤露者，以其光滑难伫①之义。《千金》治肺气喘急，用薤白。亦取其滑泄也。与蜜同捣，涂汤火伤，效甚速。

【点评】即薤白。《本经》首载，"主金疮疮败"。所治比较单一。《别录》充实"除寒热，去水气，温中散结，利病人诸疮，中风寒、水肿"功用。古方配伍本品，主治下痢、诸疮、呕逆和胸痹，尚见用于消渴、身体腰脚疼痛和食治诸病。

韭

春食则香，夏食则臭，多食则昏神。子，止精滑甚良。未出粪土

---

① 伫(zhù 住)：伫立也。

为韭黄，最不益人，食之即滞气。盖含噎郁未伸①之气，故如是。孔子曰："不时不食"，正为此辈。花食之动风。

【点评】《别录》收录，以其"安五脏，除胃中热""子主梦泄精溺白；根主养发"。含韭菜古方主要治疗疮肿、虫蛇咬伤、金刃所伤、食物中毒；配伍韭子则主治遗精、梦泄、阳痿、遗尿，并治消肾小便白浊、腰痛；韭花未见古方伍用。

白蘘荷

八九月间淹贮之，以备冬月作蔬果。治疗只用生②者。

【点评】为姜科植物蘘荷的根茎。《别录》收录，"主中蛊及疟"；陶弘景补充"诸溪毒、沙虱辈，亦云辟蛇"；后世本草增治恶疮、喉痹、目赤涩痛功用。然古方未见伍用。

苏

此紫苏也。背面皆紫者佳。其味微辛甘，能散，其气香。今人朝暮汤其汁饮，为无益。医家以谓芳草，致豪贵之疾者，此有一焉。脾胃寒人饮之，多泄滑，往往人不觉。子，治肺气喘急。

【点评】为唇形科植物紫苏和野紫苏的茎叶。《别录》收录，"主下气，除寒中，其子尤良"。古方配伍紫苏，主治脚气、咳嗽、喘急，其次用于吐泻、水肿、中暑、伤寒、疟疾和安胎；配伍紫苏子，主治咳逆、喘急，尚用于脚气、诸肿。

---

① 伸：原脱，柯本、《证类》同，据商本补。
② 生：《证类》作"白"。

水苏

气味与紫苏不同，辛而不和，然一如苏，但面不紫，及周围槎牙如雁齿，香少。

【点评】为唇形科植物水苏的全草。《本经》首载，称其"辟口臭，去毒，辟恶气"。《别录》增"下气，杀谷，除饮食""主吐血、衄血、血崩"之用。古方配伍较少，可见用于诸血，其他所治均属个案，如疗三焦实热、风头眩、头风白屑等。

假苏

荆芥也，只用穗。治产后血晕及中风，目带上，四肢强直。为末，二三钱，童子小便一小盏调，下咽良久即活，甚有验。又治头目风，荆芥穗、细辛、川芎等为末，饭后汤点二钱。风搔遍身，浓煎汤淋渫，或坐汤中。

【点评】为唇形科植物裂叶荆芥和多裂叶荆芥的茎叶和花穗。《本经》首载，"主寒热、鼠瘘、瘰疬、生疮，破结聚气，下瘀血，除湿痹"。古时以荆芥、荆芥子、荆芥根和荆芥穗入药，而根和穗应用更为广泛，主治范围明显扩大。概括说来，古方配伍，主要用于风头痛、中风、伤寒、风热、诸热、牙痛、疥癣瘙痒、疮疡、痈疽、诸痔、肠风下血、目赤肿痛、目生翳膜。

香薷

生山野，荆、湖南北、二川皆有。两京作圃种，暑月亦作菜蔬，治霍乱不可阙也，用之无不效。叶如茵陈，花茸紫，在一边成穗，凡四五十房为一穗。如荆芥穗，别是一种香。余如《经》。

【点评】《别录》收录，"主霍乱腹痛、吐下，散水肿"。古方伍用本品，主治霍乱吐利、转筋、心腹胀满、烦渴，中暑用之也很广泛；其次用于水肿、丹毒和疟疾。

薄荷

世谓之南薄荷，为有一种龙脑薄荷，故言南以别之。小儿惊风、壮热，须此引药。猫食之即醉，物相感尔。治骨蒸热劳，用其汁与众药熬为膏。

【点评】《唐本草》增补，"主贼风、伤寒、发汗、恶气、心腹胀满、霍乱、宿食不消、下气"。入药虽晚，但古方伍用较多，主治多种头痛、中风、喉痹、诸热、目赤痛、惊风和瘰疬，尚用于痈疽疮疡、疥癣瘙痒、风痰、咳喘和急劳。寇氏所云："小儿惊风、壮热，须此引药"，证明引经报使之药，北宋晚期业已提出来了。

蘩蒌 音缕

鸡肠草，一物也。今虽分之为二，其鸡肠草条中独不言性味，故知一物也。鸡肠草春开小花如绿豆大，茎叶如园荽，初生则直，长大即覆地。小户收之为虀①，食之乌髭发。

【点评】为石竹科植物繁缕的茎叶。《别录》收录，以其"主积年恶疮不愈"。《别录》同时另立条次，收入鸡肠草，称其"主毒

---

① 虀(jī 机)：通齑、齏、韲，凡醯酱所和，细切为虀。

肿，止小便利"。认为两者一物者，最早当属苏敬，其编撰《唐本草》时在蘩蒌条下明示："此草即是鸡肠草也"。《本草图经》《衍义》相继赞同此说。《纲目》认为："蘩蒌即鹅肠，非鸡肠也。"《中药大辞典》确认《别录》鸡肠草即附地菜，为紫草科植物附地菜的全草，进而与蘩蒌区别开来。古方配伍蘩蒌，用于诸疮、淋秘、产后恶露不绝，个案用于肠痔、乌髭发、牙龈宣露和产后乳无汁。

葫

大蒜也，其气极荤，然置臭肉中掩臭气。中暑毒人，烂嚼三两瓣，以温水送之，下咽即知，仍禁饮冷水。又，患暴下血，以葫五七枚，去梗、皮，量多少入豆豉，捣为膏，可丸，即丸梧子大，以米饮下五六十丸，无不愈者。又，鼻衄，烂研一颗，涂两足心下，才止，便拭去。又，将紫皮者横切作片子，厚一分。初患疮，发于背胁间未辨痈疽者，若阳滞于阴，即为痈；阴滞于阳，即为疽。痈即皮光赤，疽即皮肉纹起不泽。并以葫片覆之，用艾灸。如已痛，灸至不痛。如不痛，灸至痛初觉。即便灸，无不效者。仍审度正，于中心贴葫，灸之。世人往往不晓此疮，初见其疮小，不肯灸，惜哉！

【点评】《别录》收录，"主散痈肿、䘌疮，除风邪，杀毒气"。古方配伍本品，主治虫蛇咬伤、诸疟、痈疮、诸肿、牙痛、脏毒下血和疥癣，散见用于痢疾、胃反、五膈、痔漏、中暑和食肉中毒。目标病症范围显著扩大。

蒜

小蒜也。又谓之葛，苗如葱针。根白，大者如乌芋，子兼根煮食之。又谓之宅蒜，华佗用蒜齑是此物。

【点评】为百合科植物小蒜的鳞茎。《别录》收录，"归脾肾，主霍乱、腹中不安，消谷，理胃温中，除邪痹、毒气"。古方伍用之，用于疮疡、霍乱、虫蛇咬伤和中毒。尚需指出，泽泻条下，寇氏认为张仲景八味丸中泽泻能"引接桂、附等归就肾经"，而《别录》所云：蒜"归脾肾"，则是药物归经更为早期的表述形式。综合这些内容，对金元时期归经理论的完整建构，很有意义。

芸薹

不甚香，经冬根不死，辟蠹，于诸菜中亦不甚佳。

【点评】《唐本草》增补，"主风游丹肿，乳痈"。古方伍用本品，主治痈疽、丹毒，又见用于腰痛和下痢。

茄子

新罗国出一种，淡光微紫色，蒂长味甘。今其子已遍中国蔬圃中。惟此无益，并无所治，止说损人。后人虽有处治之法，然终与《本经》相失①。圃人又植于暖处，厚加粪壤，遂于小满前后求贵价以售，既不以时，损人益多。不时不食，於可忽也。

【点评】《开宝本草》收载，"久冷人不可多食，损人动气，发疮及痼疾。根及枯茎叶主冻脚疮"。古方配伍本品，用于打扑损伤、痈疽发背，其根、枯茎和叶，则用于中风、痹痛、大风癞病

---

① 后人虽有处治之法，然终与《本经》相失：茄子入药较晚，处治之法与《本经》无关。

和脏毒下血。

马齿苋

人多食之，然性寒滑，青黛条中已著。

【点评】《开宝本草》收载，"主目盲、白翳，利大小便，去寒热，杀诸虫，止渴，破癥结、痈疮"；子"明目"。古方配伍之，主要用于恶疮、乌髭发、热痢、虫兽咬伤，尚治瘘疮、腋臭和瘢痕。

本草衍义卷之二十

胡麻

诸家之说参差不一，止是今脂麻，更无他义。盖其种出于大宛，故言胡麻。今胡地所出者，皆肥大。其纹鹊，其色紫黑，故如此区别。取油亦多，故诗云："松下饭胡麻"。此乃是所食之谷无疑，与白油麻为一等。如川大黄、川当归、川升麻、上党人参、齐州半夏之类，不可与他土者更为一物。盖特以其地之所宜立名也。是知胡麻与白油麻为一物。尝官于顺安军，雄、霸州之间备见之。又二条皆言无毒，治疗大同。今之用白油麻，世不可一日阙也。然亦不至于大寒，宜两审之。

【点评】即芝麻，《本经》首载，"主伤中、虚羸，补五内，益气力，长肌肉，填精髓"。古方配伍本品，主治大风癞病、风瘙瘾疹、疮疡、发背、须发黄白和脱发，另疗恶风、中风、虚损、痔漏和百虫入耳。且常配伍在神仙服饵、辟谷方中。

青蘘 音箱

即油麻叶也，陶隐居注亦曰胡麻叶也。胡地脂麻鹊色，子颇大。《日华子》云："叶作汤，沐润毛发"，乃是今人所取胡麻叶。以汤浸之，良久，涎出，汤遂稠黄色，妇人用之梳发。由是言之，胡麻与白油麻，今之所谓脂麻者是矣。青蘘即其叶无疑。

【点评】《本经》首载，"主五脏邪气、风寒湿痹，益气，补脑髓，坚筋骨"。古方罕见配伍本品，仅有取用荣养髭发者。与陶弘景所注："胡麻叶也，甚肥滑，亦可以沐头"相合。

大麻子

海东来者最胜，大如莲实，出毛罗岛。其次出上郡北地，大如豆，南地者子小。去壳法：取麻子，帛包之，沸汤中浸，汤冷出之，垂井中一夜，勿令着水，次日日中曝干，就新瓦上挼去壳，簸扬取仁，粒粒皆完。张仲景麻仁丸，是用此大麻子。

【点评】《本经》以麻蕡、麻子同条收入。麻子"主补中益气"。古方配伍本品，主治便秘，亦治月水不通、脚气、水肿和须发脱落。

白油麻

与胡麻一等，但以其色言之，比胡麻差淡，亦不全白。今人止谓之脂麻，前条已具。炒熟乘热压出油，而谓之生油，但可点照。须再煎炼，方谓之熟油，始可食，复不中点照。亦一异也。如铁自火中出而谓之生铁，亦此义耳。

饴糖

即饧是也，多食动脾风。今医家用以和药，糯与粟米作者佳，余不堪用。蜀黍米亦可造。不思食人少食之，亦使脾胃气和。唐白乐天诗"一楪胶牙饧"者，是此。

【点评】是以高粱、米、大麦、粟、玉米等为原料经发酵糖化制成的食品，又称饧、胶饴。《别录》始收，"主补虚乏，止渴，去血"。古方配伍本品，主治咳嗽、虚劳，另见用于腹痛、伤折、痼冷、痈肿。张仲景小建中汤、黄芪建中汤即配伍饴糖而疗虚劳。

生大豆

有绿、褐、黑三种，亦有大小两等。其大者出江浙、湖南北，黑小者生他处，今用小者，力更佳。炒熟，以枣肉同捣之，为麨，代粮。又治产后百病、血热，并中风疾痱、止痛、背强口噤，但烦热、瘛疭、若渴、身背肿、剧呕逆，大豆五升，急水淘净，无灰酒一斗，熬豆令微烟出，倾入酒瓶中，沃之。经一日已上，服酒一升，取差为度。如素不饮酒，即量多少服。若口噤，即加独活半斤，微微槌①破，同沃，仍增酒至一斗二斤。暑月旋作，恐酸坏。又可硙为腐，食之。

【点评】《本经》附大豆黄卷条下，称其"涂痈肿，煮汁饮。杀鬼毒、止痛"。《别录》将大豆分立条目，补充"逐水胀，除胃中热痹、伤中、淋露，下瘀血，散五脏结积、内寒，杀乌头毒"功用；炒为屑味甘，"主胃中热，去肿，除痹，消谷，止腹胀"。古方配伍本品，主要用于解诸毒、水肿、中风、消渴和腰痛；治疗他病者，尚未形成明显趋势。

赤小豆

食之行小便，久则虚人，令人黑瘦枯燥。关西、河北、京东西多食之。花治宿酒、渴病。

---

① 槌：原作"椎"，据《证类》改。

【点评】《本经》首载，"主下水，排痈肿、脓血"。古方配伍本品，主治痈疽、疮疡、水肿、脚气和心虚。

大麦

性平凉，有人患缠喉风，食不能下，将此面作稀糊，令咽之，既滑腻容易下咽，以助胃气。三伏中，朝廷作麨①，以赐臣下，作麨造饧。

青、黄、白粱米

此三种，食之不及黄粱。青、白二种性皆微凉，独黄粱性甘平，岂非得土之中和气多邪？今黄、白二种，西洛间农家多种，为饭尤佳，余用则不相宜。然其粒尖，小于他谷，收实少，故能种者亦稀。白色者味淡。

【点评】三种均为禾本科植物粟的一种，分别为青粱、黄粱和白粱的种仁。《别录》收录分立条次，始收三种粱米。青粱米"主胃痹、热中、消渴，止泄痢，利小便，益气补中"；黄粱米"益气，和中，止泄"；白粱米"除热，益气"。古方配伍白粱米略多，侧重食治诸疾，如五痔、五淋、耳鸣聋、腰脚疼痛、产后、虚损和羸瘦；个别古方配伍青粱米则用于消渴。

粟米

利小便，故益脾胃。

---

① 麨（chǎo 炒）：同炒。

【点评】禾本科植物粟的种仁。《别录》收录，与同为粟类的青、黄、白粱米并存，似难别白。陶弘景云："其粒细于粱米。熟舂令白，亦以当白粱，呼为白粱粟。""唐本注"也认为："粟类多种，而并细于诸粱。"其功用"主养肾气，去胃脾中热，益气。陈者味苦，主胃热、消渴，利小便"。与青粱米的功用大同小异。所谓陈者，谓经三五年者，也称陈粟米。

丹黍米

黍皮赤，其米黄，惟可为糜，不堪为饭。黏着难解，然亦动风。

蘖米

此则粟蘖也。今谷神散中用之，性又温于大麦蘖。

【点评】为粟的发芽颖果，《别录》收录，"主寒中，下气，除热"；《日华子》增"除烦，消宿食，开胃"功用。现今传承其消食健胃之用。

秫米

初捣，出淡黄白色，经久色如糯，用作酒者是此米，亦不堪为饭。最黏，故宜酒。

【点评】《别录》始收，"止寒热，利大肠，疗漆疮"。《灵枢·邪客》有半夏汤(即半夏秫米汤)治疗"胃不和则卧不安"所致的不寐，显然《别录》未曾收入这一功用。但古方配伍本品，侧重用于不得眠、惊悸之属心神不安者；另用于烂疮、黄疸、疟疾和胃反。

陈廪米

今《经》与诸家注说皆不言是粳米，为复是粟米。然粳、粟二米，陈者性皆冷，频食之，令人自利，与《经》所说稍戾，煎煮亦无膏腻。入药者，今人多用新粟米。至如舂杵头细糠，又复不言新陈粳粟，然皆不及新稻粟，二糠陈则气味已腐败。

【点评】两者均《别录》收录，前者又称陈仓米，但未明确为何种谷物之陈者，且寇氏"陈则气味已腐败"之说，确有道理。凡谷皆有糠，此舂杵头细糠是用粳、稻、粟、秫何者之糠已不得而知，通常诸糠皆取。原称陈廪米"主下气，除烦渴，调胃止泄"；舂杵头细糠"主卒噎"。古方配伍前者，主治泄痢、吐利、腹胀和烦渴；后者主要用于五噎。据陶弘景所云："食卒噎不下，刮取含之即去，亦是舂捣义尔。天下事理多有影响如此也"。是知最初以细糠治卒噎，乃意象思维之理也。

酒

《吕氏春秋》曰："仪狄造酒"。《战国策》曰："帝女仪狄造酒，进之于禹"。然《本草》中已著酒名，信非仪狄明矣。又读《素问》首言以妄为常，以酒为浆。如此则酒自黄帝始，非仪狄也。古方用酒，有醇酒、春酒、社坛余胙酒、槽下酒、白酒、青酒、好酒、美酒、葡萄酒、秫黍酒、粳酒、蜜酒、有灰酒、新熟无灰酒、地黄酒。今有糯酒、煮酒、小豆曲酒、香药曲酒、鹿头酒、羔儿等酒。今江浙、湖南北，又以糯米粉入众药，和合为曲，曰饼子酒。至于官务中，亦用四夷酒，更别中国，不可取以为法。今医家所用酒，正宜斟酌。但饮家惟取其味，不顾入药如何尔。然久之，未见不作疾者，盖此物损益兼行，可不谨欤。汉赐丞相上樽酒，糯为上，稷为中，粟为下者。今人药佐使，专以糯米，用清水、白面曲所造为正。古人造曲，未见入诸药合和者，如此则功力和厚，皆胜①余酒。今人又以麦蘖造者，盖只是醴尔，非酒也。《书》曰："若作酒醴，尔惟曲蘖。"酒则须用曲，醴故用蘖。盖酒与醴，其气味甚相辽，治疗岂不殊也。

【点评】酒与中医学关系甚密。医之繁体字有醫、毉两种，造字之初即已确认中医学与酒和巫的紧密关系。酒能祛疾，尚可助药溶（酒制和酒剂）、行药势、引药行，故"酒为百药之长"。《别录》始收，称其"辛，大热，有毒""主行药势，杀百邪，恶毒气"。古方用酒者甚多，除用酒炮制、制作酒剂和行药势之外，常用于中风、风湿痹、产后恶露不尽、补益诸虚、痈疽和肾虚病证。酒体阴而用阳，用之过量、过久，可致湿热为患，故《别录》早已标示酒性有毒，医患皆当慎之戒之。

扁豆

有黑、白、鹊三等，皆于豆脊有白路。白者，治霍乱筋转。

【点评】《别录》收录，即扁豆也。豆"主和中、下气"；叶"主霍乱吐下不止"。以扁豆较为常用。古方配伍扁豆，主要用于慢惊风和霍乱吐利。

粳米

白晚米为第一，早熟米不及也。平和五脏，补益胃气，其功莫

---

① 胜：原作"剩"，据《证类》改。

逮。然稍生则复不益脾，过熟则佳。

【点评】为禾本科植物稻（粳稻）的种仁，即稻米、大米。所谓白晚米和早熟米，当因南北方种植的大米因生长期和具体品种不同而有所区别。《别录》收录，"主益气，止烦，止泄"。在古方中，粳米主要用于食治诸疾，药用则治泄痢。

稻米

今造酒者是此，水田米皆谓之稻，前既言粳米，即此稻米乃糯稻无疑。温，故可以为酒。酒为阳，故多热。又令人大便坚，非糯稻孰能与于此。《西域记》："天竺国土溽热，稻岁四熟"，亦可验矣。

稷米

今谓之穄米，先诸米熟。又，其香可爱，故取以供祭祀。然发故疾，只堪为饭，不黏着，其味淡。

罂子粟

其花亦多叶者，其子一罂数千万粒，大小如葶苈子，其色白。隔年种则佳。研子以水煎，仍加蜜，为罂粟汤，服石人甚宜饮。

【点评】为罂粟科植物罂粟的种子。罂粟是制取鸦片的主要原料，其提取物也是吗啡、可待因、罂粟碱等多种镇静剂的来源。《开宝本草》收载，称其"主丹石发动、不下食"。其药用价值和毒性，在《衍义》及其以前，认识均比较浮浅。古方配伍较多的是罂粟壳，又称御米壳，主要用以治疗泄痢和咳嗽。

醋

酒糟为之，乞邻者是此物。然有米醋、麦醋、枣醋。米醋最酽，入药多用。谷气全也，故胜糟醋。产妇房中常得醋气则为佳，酸，益血也。磨雄黄涂蜂虿，亦取其收而不散也。今人食酸则齿软，谓其水生木，水气弱，木气盛，故如是。造靴皮须得此而纹皱，故知其性收敛，不负酸收之说。

【点评】为以米、麦、高粱或酒、酒糟等为原料酿制而成的含有乙酸的液体，古代又称苦酒。据文献记载，早在三千年以前我国便开始食醋酿造，酿醋历史悠久。《别录》始收作药用，以其"消痈肿，散水气，杀邪毒"；《本草拾遗》补充"破血运，除癥块坚积，消食，杀恶毒，破结气、心中酸水痰饮"之功。同时，醋常用于中药的炮制，醋制之法具体包括醋炒、醋煮、醋淬和醋拌蒸等。醋味酸，经过醋制，可使药入肝经，选择性作用于患病部位；醋又是很好的溶媒，能提高某些药物有效成分的溶解和析出，并能起到矫味矫臭、减轻药物毒性的作用。在古方之中，常用米醋和酽醋，前者是醋中质量优良者；后者是指浓醋而言。

酱

圣人以谓不得即不食，意欲五味和五脏，悦而受之，此亦安乐之一端。

【点评】主要以大豆为原料，经蒸罨发酵，加盐和水酿制的调味食物。《别录》收录，"主除热，止烦满，杀百药、热汤及火毒"。古方用酱，主要治疗诸疮、疥癣。

小麦

暴淋煎汤饮，为面作糊。入药，水调，治人中暑。马病肺卒热，亦以水调灌愈。生嚼成筋，可以粘禽虫。

【点评】《别录》收录，"主除热，止躁渴，咽干，利小便，养肝气，止漏血、唾血。以作曲，温，消谷止痢"。古方配伍本品，主要治疗消渴、诸热和发背。另外，小麦曲、小麦蘖、小麦麸也入药，但伍用相应较少。

附　录

付寇宗奭札

太医学状：承尚书省批送下提举荆湖北路常平等事刘亚夫状：承直郎澧州司户曹事寇宗奭撰成《本草衍义》二十卷，申尚书省投纳后，批送太医学看详，申尚书省。本学寻牒送众学官看详去后，今据博士李康等状：上件寇宗奭所献《本草衍义》，委是用心研究，意义可采，并是诣实申闻事。十二月廿五日奉圣旨寇宗奭特与转一官，依条施行，添差充收买药材所辨验药材。

右札付寇宗奭
政和六年十二月二十八日

柯逢时校后记

　　《本草衍义》二十卷，目录一卷，宋寇宗奭撰。《文献通考》《郡斋读书志》均作广义，疑宣和所刊当名广义，迨庆元时，避宁宗讳，乃改广为衍。观于序例上云："衍撮余义"文，似不属可为改"广"为"衍"之证。篇中屡见广字，当如《大观》之屡见慎字，殆勘落未尽。然《通志略》及《书录解题》并作衍义，或后人追改，未可知也。《书录解题》作十卷，盖传抄之误。杨君惺吾往于日本，获见宋椠字大如钱，于唐慎微本草附以寇氏之书，未列庆元修板校勘，衔名称江南西路转运官。知为南渡后，江西漕司所刻，即森立之《访古志》所称为宋板也。杨君假得之，并以宋刘信甫《图注本草》著其异，同椟藏箧中，出以见示。又，从杨君得刊本《衍义》，不记年月。杨君以书中称本朝为宋朝，定为元刊，与余所刊《大观本草》体制相合。乃复影摹上本，而以庆元校录，及各本择善而从，别为札记。按北宋《大观》《政和》两官刊本，今皆不存，所存者，仅漕司本耳。聊城杨氏藏有宋本，<small>杨本后有刘祁跋，不得称为宋椠。朱氏《结一庐书目》有宋本二十卷，不知是一本否。</small>常熟瞿氏藏有金本，<small>贞祐年刊，与大德宗文书院本同。</small>皆附《衍义》，未见其书。大抵自庆元以来，多以《衍义》全帙附入卷末。元初金源遗民张存惠，始逐条散入《政和》，所谓晦明轩重修本也。明成化、隆庆刊本因之，嘉靖、万历且再刻。而王秋父子实紊《大观》《政和》之旧，其书晚出，行世最多，任意增删，纰缪极矣。其他坊本尚有存者，更无足论。今以唐、寇二书各为刊板，不相杂厕，庶免蔑古泥古之讥。杨君又得抄本与元刊略同，而脱误尤甚。末附《补遗》为元朱彦修所撰，当时咸相推重，丹溪为元医师大家，而乃牵涉五行，无当作者。明之杨珣辈，其乌足为寇氏之功臣哉。

宣统二年端午武昌柯逢时记

后记

学习和点评《衍义》，深感《本草经》和《本草经集注》之亡佚，给其后主流本草编撰带来的麻烦与困惑，同时也为敦煌出土《本草经集注》序录残卷和《证类本草》完整留存而感到庆幸。

《集注》残卷出土，彻底改变了一千数百年来本草学由《本草经》《名医别录》直接过渡到《唐本草》的传统认识，不仅恢复了陶弘景和《本草经集注》在本草学发展史中的主流地位，也解决了许多离开此书难以诠释的各种学术问题。诸如大到《本草经》《名医别录》《本草经集注》的基本构成、编撰体例和流传方式，以及三书之间的关系；小到中药十八反、七情表、诸病通用药、十剂、妊娠禁忌药等源流、出典、基本内容等，均能得以澄清，并为早期本草学的辑复提供了不可或缺的重要素材。当然，如果没有《证类本草》的留存，整个本草学史将陷入一片混乱。一部《证类本草》保留的信息量几乎涵盖了其前本草学的全部，书中泾渭分明地保留前期文献的态度和方法，是包括《本草纲目》在内的历代本草学均无可比拟的。只要悉心比对和研读，各部分内容的归属一目了然；各文献间的传承关系昭然若揭。这也是当今多部失传本草文献得以辑复、呈现于世的根本原因。点评《衍义》，同样受惠于此。

由此可见，《集注》残卷和《证类本草》具有极高的文献价值。在后记中强调这个问题，旨在引起学术界的高度重视，并希望能充分、准确地利用这些本草文献。正因如此，没有理由责怪早期本草学著作因资料不足曾经出现的闪失和疏漏，而这正是吾侪需要励志纠正和完善的未竟事业。

梁茂新

2017 年 8 月

药名索引